TRINITY

Olga Häusermann
Potschtar

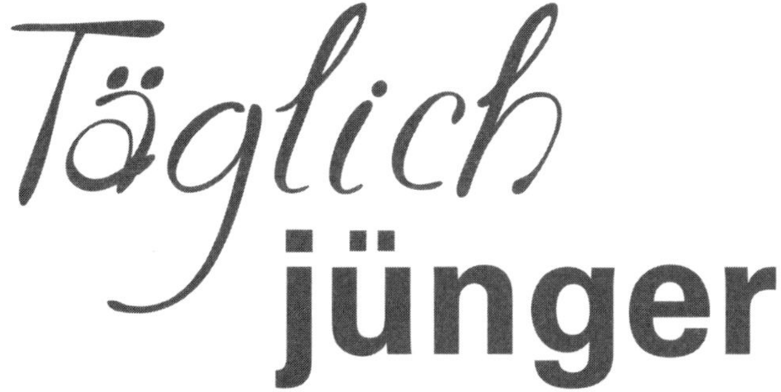

Grenzenlose Lebenskraft
mit der Russischen
Informationsmedizin

TRINITY

Die in diesem Buch vorgestellten Informationen und Empfehlungen sind nach bestem Wissen und Gewissen geprüft. Dennoch übernehmen die Autorin und der Verlag keinerlei Haftung für Schäden irgendwelcher Art, die sich direkt oder indirekt aus dem Gebrauch der hier beschriebenen Methoden ergeben. Bitte nehmen Sie bei ernsthaften Beschwerden immer eine professionelle Diagnose und Therapie durch ärztliche oder psychotherapeutische Hilfe in Anspruch.

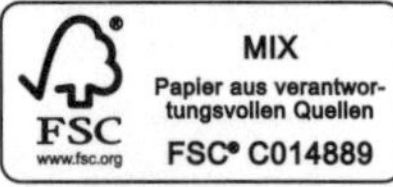

1. Auflage
Originalausgabe

Umschlaggestaltung: Guter Punkt, München,
unter Verwendung zweier Motive von © Constanze Wild (Porträt)
und © Creative Travel Projects/shutterstock
Satz: BuchHaus Robert Gigler, München
Druck und Bindung: Pustet, Regensburg
ISBN 978-3-95550-160-0

www.trinity-verlag.de

Wir sind alle Giganten, die es gewohnt sind,
gebeugt zu leben. Es ist an der Zeit, uns aufzurichten
mit der ganzen Kraft unseres Bewusstseins.

Inhalt

TEIL 3

Vorwort

Das Leben ist das höchste Gut, über das wir Menschen verfügen. Wir wünschen uns Glück und Gesundheit und hoffen, möglichst lange jung und im Vollbesitz unserer Kräfte zu bleiben. Die Gedanken an das Alter, an Krankheit und Tod belasten uns; wir verdrängen sie, doch wir leiden unbewusst oder bewusst an der Bürde der Vergänglichkeit. Dabei vergessen wir, dass Krankheit, Alter und Tod sowohl Programme des kollektiven Bewusstseins als auch unseres Unbewusstseins sind, eine »falsche« Information, die tief in uns wirkt, während wir in Wahrheit über grenzenlose Lebenskraft verfügen.

Das kollektive Umfeld gaukelt uns vor, dass das Leben von Krankheit und Leid gezeichnet ist und mit dem Tod unausweichlich enden wird. Es ist ein Bild, das wir uns alle schon im Kindesalter einprägen und als trauriges Los unser Leben lang in uns tragen. Wir nehmen es als gegeben und unveränderlich hin. Doch nach dem alten russischen Wissen entspricht dies nicht der wahren Natur der göttlichen Schöpfung, die auf Ewigkeit und Unendlichkeit beruht.

Es liegt in der Macht des Menschen, das Leben mit der Kraft des Bewusstseins frei von Leid zu gestalten. Je reiner unser Bewusstsein ist, je höher es sich entwickelt hat, je mehr wir über unsere Welt, die Materie und unsere geistigen Fähigkeiten wissen, desto größer sind unsere Möglichkeiten. Wir alle können dafür sorgen, dass unsere Gesundheit sich vollständig regeneriert, der Alterungsprozess aufgehalten wird, der Körper sich verjüngt und das Leben sich nach unseren Wünschen verlängert.

Das klingt wie eine Utopie?

Lassen wir für einen Moment die Möglichkeit zu, dass alles, was wir zu wissen glauben, nur ein Trugbild ist, dass die Welt, wie wir sie wahrnehmen, eine Illusion ist, die der Entwicklungsstufe des menschlichen Bewusstseins entspricht. Besinnen wir uns auf das reine, ewige Bewusstsein, das unsere wahre Natur ist. Wir alle haben eine Ahnung von Ewigkeit, von Grenzenlosigkeit in uns. Wir spüren den Widerhall und die Sehnsucht in uns, wenn wir in den Sternenhimmel aufblicken und uns der Weite des Universums besinnen. Dabei ist unser Körper nach demselben Prinzip aufgebaut wie das weite Universum: wie oben, so auch unten, wie im Großen, so im Kleinen, wie innen, so außen – wie es in der Tabula Smaragdina geschrieben steht, einem der berühmtesten alchemistischen Texte, die uns überliefert sind. Wir bestehen aus demselben »Sternenstaub«, denselben subatomaren Teilchen – wie sollten diese endlich sein, krank werden, altern, sterben?

Im Jahr 2005 berichtete der schwedische Stammzellenforscher Dr. Jonas Frisén, dass es ihm gelungen sei, das Alter von Zellen im menschlichen Körper zu messen. Magenschleimhautzellen erneuern sich innerhalb von zwei bis neun Tagen, Hautzellen laut Dr. Frisén[1] alle zwei Wochen. Osteoblasten tragen ständig altes Knochengewebe ab, sodass sich unser Skelett binnen zehn Jahren vollständig erneuert. Inzwischen weiß man: Die Erneuerungsrate der Zellen liegt beim Menschen im Durchschnitt bei sieben bis zehn Jahren. Sogar ein

Herztransplantat kann sich vollständig erneuern, wie das medizinische Journal *The Lancet* 2004 berichtete.[2]

Die neuesten Forschungen zeigen uns, dass unser Körper in der Lage ist, sich umfassend zu regenerieren. Warum aber altern wir dann? Welche Programme, welche Information liegen uns zugrunde, die uns altern und sterben lassen?

Schon die alten Mystiker offenbarten uns, dass der Körper ebenso wie die Form der menschlichen Existenz mit der Bewusstseinsentwicklung der Menschheit in Verbindung stehen. Und nicht nur das: Die gesamte Existenz kann mit der Entwicklung des menschlichen Bewusstseins in die gewünschte Richtung verändert werden.

Heute erleben wir, dass die Erkenntnisse der alten Mystiker und der modernen Quantenphysik über die Entstehung der Materie und Realität einander entsprechen. Ihnen zufolge ist die Realität anders, als sie uns erscheint. All das, was wir wahrzunehmen glauben, ist eine Erscheinungsform. Die wahre Realität ist ein Ozean von interagierenden Energiefeldern und Wellen von verschiedenen Schwingungsfrequenzen, die wir zu einem ganz kleinen Teil zu der physikalischen Realität »codieren«.

Die alten Mystiker sprachen davon, dass wir in der Welt der Maya leben, der Welt der Erscheinungsformen, in einem traumähnlichen Zustand unseres Bewusstseins. Das Bewusstsein ist der Schlüssel zu allem. Unsere Realität entspricht dem Mittelwert des kollektiven Bewusstseins – des Bewusstseins von allen Menschen. Doch wie gelingt es uns, unser Bewusstsein schnell zu entwickeln, die ungewünschten Programmierungen und Informationen in uns zu erkennen und uns davon zu befreien? Wie können wir neue gewünschte Programme in uns und in das kollektive Bewusstsein integrieren und somit ein glückliches, harmonisches Leben in einem ewig jungen und gesunden Körper führen?

Der Buddha sagte:
Wenn ein weiser Mensch leidet, so fragt er sich:
Was habe ich bisher getan, um mich von meinem Leiden zu befreien? Was kann ich noch tun, um es zu überwinden? Wenn aber ein törichter Mensch leidet, so fragt er: Wer hat mir das angetan?

Thich Nhat Hanh, *Das Herz von Buddhas Lehre*

Mithilfe der Russischen Informationsmedizin lernen wir, unsere Realität und uns auf neue Art zu betrachten und die geistigen Gesetzmäßigkeiten dieser Welt zu verstehen. Der Weg führt uns tief nach innen, in die Programme unseres Unter- und Unbewusstseins, die wir erkennen und verändern lernen. Es ist ein mystischer Weg, der uns die Wahrheit über das Leben offenbart, eine Wahrheit, die wir nur in uns finden können. Mit jedem Schritt, den wir zu unserem wahren Selbst hin tun, wächst und entwickelt sich unser Bewusstsein. Mentale Techniken – sogenannte Konzentrationen, Steuerungen der Realität – ermächtigen uns, die Funktion unserer Organe wiederherzustellen, von Grund auf zu regenerieren, uns zu verjüngen und in einem Zustand der Harmonie, Freude, Erfüllung und Liebe zu leben.

Ich lade Sie ein, mich auf diesem Weg zu begleiten. Lassen Sie uns gemeinsam die Kraft unseres Bewusstseins, die grenzenlose Lebenskraft in uns und das Geheimnis der Verjüngung entdecken! Die Zeit ist reif dafür.

Meine eigene Geschichte

Ich bin im fernen Osten Russlands geboren und aufgewachsen, in einer zutiefst mystischen Gegend, die reich an altem Heilwissen und spirituellen Traditionen ist. Meine Kindheit und Jugend verbrachte ich in einem kleinen Ort in der Nähe von Wladiwostok, der bekannten Hafenstadt am Pazifik.

Mein Vater war Marineoffizier auf einem Atom-U-Boot. In seiner knappen Freizeit las er viel und war immer für alles Neue offen. Ich war ihm tief verbunden. Ich erinnere mich, wie er mir auf langen Spaziergängen im Wald und am Meer erzählte, dass sich hinter dem Leben und dieser Welt ein Geheimnis verberge, das nur schwer zu durchschauen sei. Er sprach davon, dass dieses Leben einem Traum gleiche, den wir durch unsere innere Einstellung beeinflussen können. Obwohl alle Menschen in dieser einen Welt leben, unterscheiden sich ihre Welten voneinander.

»Jeder«, so sagte er, »wählt selbst die Farbe, mit der er seine Welt meist unbewusst und auch ungewollt färbt.« Er lehrte mich, dass die Realität sich in ständiger Veränderung befindet und »viele Gesichter« hat, die der Mensch ständig selbst beeinflusst.

Anfangs verstand ich noch nicht so recht, was er meinte, unterschied es sich doch von allem, was ich in der Schule von der objektiven und vorgegebenen Realität lernte. Nach und nach erkannte ich aber, dass jeder Mensch seine eigene Wirklichkeit hat, die den persönlichen Glaubenssätzen, Überzeugungen, Gedanken und Gefühlen unterliegt. Mein Vater meinte auch, dass der Tod eine Illusion sei. Er glaubte an das Leben nach dem Tod, was in der kommunistischen Gesellschaft zutiefst verpönt war. Ich dachte damals, er wolle mich nur trösten, weil mir, wie jedem Kind, der unausweichliche Tod so ungerecht erschien. Doch fanden seine Worte einen großen Widerhall in meiner kindlichen Seele.

Als junges Mädchen las ich viel. Besonders faszinierte mich Jack Londons Roman »Die Zwangsjacke«. Er handelt von einem Professor, der wegen eines Mordes im Gefängnis sitzt und als Opfer einer Intrige Folter erleiden muss. Um zu überleben, spaltet er sein Bewusstsein vom Körper ab und wird zum Sternenwanderer, wodurch er die Unsterblichkeit seines Bewusstseins erfährt.

Die Geschichte berührte mich tief, weil sich darin die Worte meines Vaters spiegelten.

Später machte ich selbst ungewöhnliche Erfahrungen. Ich erinnere mich noch genau an einen Besuch bei meinem Vater, es war an einem strahlenden Sommertag. Meine Eltern lebten zu jener Zeit getrennt, und er war gerade nicht zu Hause. Während ich auf ihn wartete, wurde ich müde und beschloss, mich auf die Couch zu legen. Im nächsten Augenblick geriet ich in einen mir noch unbekannten Zustand. Auf einmal versank das Zimmer im Zwielicht, und ich versuchte, das Licht im Zimmer einzuschalten. Meine Hand fuhr jedoch durch den Lichtschalter hindurch. Dann sah ich auf der Couch »jemanden« liegen – und erkannte, dass es mein eigener Körper war. Dies war meine erste ungewollte außerkörperliche Erfahrung. Ich war buchstäblich aus der Zeit und dem Raum gefallen. Ich erschrak, und mir gelang es anfangs nicht, in meinen Körper zurückzufinden. Panik erfasste mich bei dem Gedanken, mein Vater könne meinen leblosen Körper vorfinden und glauben, ich sei gestorben. Nach mehreren erfolglosen Versuchen, in meinen Körper zurückzukehren, ihn wenigstens ein bisschen zu bewegen oder die Augen zu öffnen, ergriff mich große Müdigkeit. Ich ließ mich »fallen« – und fand endlich in meinen Körper zurück.

Die wenigen Minuten, die ich in einer anderen Realität verbrachte und die mir wie Stunden vorkamen, sollten sich auf mein gesamtes weiteres Leben auswirken. Solche Trancezustände wiederholten sich, und bald war ich in der Lage, sie schnell vom Wachzustand zu unterscheiden und vor allem für eigene Erfahrungen zu nutzen. Immer wieder sah ich meinen Körper als weiten Sternenhimmel mit vielen Galaxien und Sonnen oder erlebte diese Welt als unendlichen Ozean aus Energie und Licht. Schon damals dachte ich oft daran, dass eine außerkörperliche Erfahrung mir genauso real erschien wie die gewohnte Wirklichkeit. Die physikalische Realität halten wir nur für die »wahre Realität«, weil unser physischer Körper mit seinen Sinnesorganen darauf eingestellt ist.

Ich studierte in Russland Medizin. Nach meiner Ausreise absolvierte ich in Deutschland eine Ausbildung zur Heilpraktikerin und begab mich auf die Suche nach Methoden, mit denen ich meinen Patienten am besten helfen konnte. Nach Studien in Indien und Sri Lanka besann ich mich auf meine Wurzeln und stieß auf die Schriften russischer Lehrer wie G. Grabovoi, M. Norbekov, I. Arepjev, A. Petrov, die Physiker Tatiana und Vitali Tichoprav, V. Batischewa und viele andere, die von tiefer Spiritualität und wissenschaftlicher Erkenntnis zugleich geprägt sind.

Das tiefe russische spirituelle Wissen mit seinem praktischen Anteil bot mir einen Weg zur bewussten Erschaffung einer besseren Realität – für mich selbst und für andere Menschen.

Die Russischen Heiltechniken als praktisches Handwerk des russischen spirituellen Wissens ermöglichen es dem Menschen, bewusst und gezielt auf sein Leben Einfluss zu nehmen, das Bewusstsein schnell zu entwickeln und dadurch eine neue gewünschte Realität zu erschaffen. Es ist immer das Bewusstsein, das über die Realität des Menschen bestimmt.

Ich hatte lange nach diesem Wissen gesucht und es schließlich in meiner Heimat gefunden. Mein Auftrag war klar: die mentalen Techniken und das Wissen der russischen spirituellen Meister und Wissenschaftler mit meinen eigenen Erfahrungen und meinem Wissen zu vereinen und daraus eine Methode zu schaffen, um den Menschen bei der Entwicklung des eigenen Bewusstseins zu einer tieferen Heilung und einem besseren Leben in Liebe und Freude zu verhelfen. So entstand die Russische Informationsmedizin mit mentalen Techniken (Konzentrationen beziehungsweise Steuerungen), um die Realität der Menschen zum Guten zu verändern. Seit einigen Jahren vermittle ich in meinen Seminaren dieses Wissen über die geistigen Strukturen des Menschen und des Universums und lehre mentale Techniken, die es uns ermöglichen, das Leben bewusst in die gewünschte Richtung zu verändern, den Körper zu heilen und zu verjüngen und das Wohlbefinden wiederherzustellen.

Im Jahr 2014 erschien mein Buch *Russische Informationsmedizin – Die neun Basis-Techniken und ihre praktische Anwendung,* das einen kleinen Einblick in die Hintergründe der russischen Informationsmedizin und Heiltechniken gewährt, ihre Grundlagen vermittelt und neun einfache Techniken zur Steuerung der Realität enthält.

Russische Informationsmedizin unterstützt den Menschen dabei, sein enormes geistiges Potenzial zu entwickeln und zu nutzen. Begrenzt in unserer Logik und gefangen in der Welt der Erscheinungsformen, ist uns dies meist nicht bewusst. Je weiter unser Bewusstsein entwickelt ist, desto deutlicher erkennen wir, dass sich hinter der scheinbaren Materie Ewigkeit und Unendlichkeit verbergen.

Der geistige Weg zur Heilung und Verjüngung beginnt damit, sich nach innen zu wenden. Jahrhundertelang haben Menschen im Außen nach Gesundheit und Verjüngung gesucht, doch die wahre Kraft, die uns genesen lässt und verjüngt, ist in uns selbst verborgen. Es liegt an uns, sie zu finden und richtig einzusetzen.

Wenn wir die geistigen Gesetze unserer Realität verstehen und unser Leben und unsere Gesundheit bewusst steuern lernen, sind wir nicht länger »Opfer unseres Schicksals«. Wir können eine viel intensivere Freude am Dasein finden und ein erfüllteres, sinnvolleres Leben in Einklang mit der gesamten Schöpfung führen. Dann hat auch unsere Seele Lust, in unserem Körper zu leben und sich zu ihrer wahren Kraft und Schönheit zu entfalten.

Es war einmal ein Bettler, der großen Hunger litt und ein trauriges Dasein fristete. Tag um Tag und Jahr um Jahr saß er am Straßengraben und hatte oft nichts als ein paar Krumen zu essen. Manchmal gaben die Leute ihm etwas, doch oft übersahen sie ihn einfach, und er fügte sich in sein trauriges Los.
Eines Nachts hatte der Bettler einen Traum.
Ein Weiser suchte ihn auf und hieß ihn, unter seinen Kragen zu schauen.

Als der Bettler erwachte, war er noch ganz schlaftrunken. Dann erinnerte er sich an den Traum und fasste unwillkürlich unter seinen zerlumpten Kragen. Seine Überraschung war groß, als er dort eine Brosche mit einem kostbaren Juwel fand.
»All die Jahre über habe ich das Juwel bei mir getragen und nichts davon geahnt. Ich war ein Bettler, dabei bin ich ein reicher Mann«, dachte er und bedankte sich bei dem Weisen, der ihn im Traum aufgesucht hatte, um ihm seine wahre Natur aufzuzeigen.

Weisheitsgeschichte aus dem Fernen Osten

TEIL 1

Mensch! Du bist die Welt.
Du bist die Ewigkeit.
Du hast unermessliche Kräfte.
Deine Möglichkeiten sind grenzenlos.
Du bist die Verkörperung des Schöpfers.
In dir ist sein Wille, durch seine Bestimmung
veränderst du die Welt. In dir ist seine Liebe,
liebe alles Lebendige wie er, der dich erschaffen hat.
Verbittere dein Herz nicht, denke gut, tue Gutes.
Das Gute wird mit Langlebigkeit zurückkehren.
Die Liebe wird Unsterblichkeit schenken,
der Glaube und die Hoffnung Weisheit.
Mit dem Glauben und der Liebe werden deine
unsichtbaren Kräfte aufleben, und du wirst
das erlangen, wovon du träumst.
Unsterblichkeit ist das Gesicht des Lebens.
Genau so, wie das Leben die Spur der Ewigkeit ist.
Erschaffe, um in der Ewigkeit zu leben.
Lebe, um die Ewigkeit zu erschaffen.

Grigori Grabovoi

KAPITEL 1

Das Elixier des ewigen Lebens und der ewigen Jugend

Und Gott schuf den Menschen ihm
zum Bilde, zum Bilde Gottes schuf er ihn …
Mose 1,27

Unsterblichkeit –
das ist das Gesicht des Lebens.
Grigori Grabovoi

Alter und Tod zerstören unsere Lebenspläne und unsere Träume, sie trüben unsere Freude am Leben, unserem wichtigsten Gut. Um das vierzigste Lebensjahr herum fangen wir meist an, das Leben und die Welt ringsum zu verstehen, zu schätzen und zu genießen. Zur gleichen Zeit spüren wir erste Anzeichen der Alterung und sehen uns mit der Sterblichkeit konfrontiert. Unsere begrenzte Existenz verwehrt es uns, das ganze Spektrum des menschlichen Potenzials zu realisieren. Wie sollten wir in einer so kurzen Zeitspanne alle Perspektiven, Wünsche und Träume verwirklichen, die wir haben? Welchen Sinn hat das Leben, wenn es mit dem Tod endet? Und welchen Sinn hat das immense Potenzial des Menschen, wenn es nicht zur gewünschten Lebensverlängerung und Verjüngung beitragen und angesichts des Todes nicht entfaltet werden kann?

Die Gedanken an das Altern und den Tod sind fest in unserer Gesellschaft verankert, und die meisten Menschen glauben nicht an die Möglichkeit des ewigen Lebens im physischen Körper. Doch das war nicht immer so. Überliefert sind zahlreiche Legenden und Erzählungen, die aus den ältesten Kulturen unserer Erde (Indien, China, Babylon und anderen) stammen.

Aus dem alten Indien stammt der Begriff Amrita, Unsterblichkeit. In der Geschichte vom »Milchozean« schlug Vishnu, der Erhalter des Universums, den im Streit liegenden Göttern und Dämonen ein Bündnis vor, um gemeinsam Amrita, den Nektar der Unsterblichkeit, zu erlangen.

Andere Legenden, die sich um Amrita ranken, sprechen davon, dass die Götter Pflanzen mit Amrita benetzten, sodass sie Heilkraft in sich trugen. Einigen von ihnen wird eine lebensverlängernde Wirkung zugeschrieben.

Amrita als Prinzip der Unsterblichkeit wurde in verschiedenen Sutren erläutert. Die Essenz der Sprüche und Mantren lautet, dass wir von unserer Natur her unsterblich sind und das ewige Leben mit den Bewusstseinstechniken des Yoga, des Gebetes und der Meditation erlangen können. Es ist, wie bereits angesprochen, unser Bewusstsein, das über unsere Realität entscheidet.

Das Gilgameschepos, eines der ältesten Literaturwerke der Menschheit, entstand zwischen 2100 und 1600 v.Chr. in Mesopotamien und erzählt von der Suche, dem Finden und dem Verlust der Unsterblichkeit.

Mythen aus dem alten Griechenland sprachen von Ambrosia, dem berauschenden Göttertrank und dem Nektar, der die Götter des Olymps unsterblich machte.

Auch in der Bibel finden sich Stellen, die eine physische Unsterblichkeit zum Thema haben, wie etwa bei Markus (9,1): »Und er sprach zu ihnen: Wahrlich ich sage euch: Es stehen einige hier, die werden den Tod nicht schmecken, bis sie sehen das Reich Gottes kommen mit Kraft.«

Viele Mythen ranken sich um Unsterbliche oder ungewöhnlich alte Menschen wie die Xian in China, die weisen Meister im Himalaja und die Erzväter aus der Bibel. In der Urgeschichte der Bibel ist dem Alter der Menschen kaum ein Ende gesetzt. Methusalem wurde neunhundertneunundsechzig, Adam neunhundertsechzig Jahre alt. In 1. Mose 5,18–27 heißt es:

Henoch war fünfundsechzig Jahre alt und zeugte Methusalah. Und nachdem er Methusalah gezeugt hatte, blieb er in einem göttlichen Leben dreihundert Jahre und zeugte Söhne und Töchter, dass sein ganzes Alter ward dreihundertfünfundsechzig Jahre. Und dieweil er ein göttliches Leben führte, nahm ihn Gott hinweg, und er ward nicht mehr gesehen.
Methusalah war hundertsiebenundachtzig Jahre alt und zeugte Lamech und lebte darnach siebenhundertundzweiundachtzig Jahre und zeugte Söhne und Töchter; dass sein ganzes Alter ward neunhundertundneunundsechzig Jahre, und starb.

In der gnostischen Schrift »Pistis Sophia« werden Jesus die folgenden Worte zugesprochen: »… wenn die Zahl der vollkommenen Seelen vorhanden sein wird, werde ich nunmehr die Tore des Lichtes verschließen, und niemand wird von dieser Stunde an hingehen.«

Auch in anderen Teilen der Welt finden sich Legenden vom Elixier der ewigen Jugend. In verschiedenen Strömungen des Taoismus herrschte die Überzeugung, dass der Mensch in der Lage sei, physische Unsterblichkeit zu erlangen. In slawischen Märchen ist die Rede vom lebendigen

Wasser und von jugendbringenden Äpfeln. Viele Hexen galten darüber hinaus als unsterblich. Chinesische wie auch europäische Alchemisten suchten über Jahrtausende hinweg nach dem Elixier der Unsterblichkeit.

Goethes Tragödie »Faust« hatte ein historisches Vorbild. Im 16. Jahrhundert lebte in Deutschland ein bekannter Alchemist und Mystiker namens Johannes Faustos, der schriftliche Werke verfasste, die noch heute in den Bibliotheken Europas zu finden sind. Wie die Dokumente aus der damaligen Zeit bezeugen, verfügte er über das Rezept eines verjüngenden Elixiers. Dieses Rezept verheimlichte er genauso wie sein Alter. So ist es kein Wunder, dass Goethe, der die Werke von Johannes Faustos studierte, kein Rezept für einen Trunk der ewigen Jugend fand; im »Faust« erhält er den Trank von Mephistopheles.

Der mittelalterlichen Alchemie war die rätselhafte Zusammensetzung des Elixiers bekannt als Lapis Philosophorum, der »Stein der Weisen«. Unter diesem Namen verbargen die damaligen Alchemisten die Rezepturen der ewigen Jugend.

Die großen Alchemisten des Mittelalters waren sicher, dass der »Stein der Weisen« nicht nur Metalle veredeln und zu Gold verwandeln könne, sondern ein universelles Allheil- und Verjüngungsmittel sei. Die mittelalterlichen Texte behaupten, dass eine Verdünnung der Substanz, das sogenannte Aurum potabile oder das goldene Getränk, alle Krankheiten heile, den Menschen verjünge und das Leben auf beliebige Zeit verlängere.

In seinem Werk *The Compound of Alchemy* beschrieb der bekannte englische Alchemist George Ripley im 15. Jahrhundert in Versen, wie der »Stein der Weisen« auf dem Weg durch Twelve Gates, zwölf Tore oder Stufen, zu erlangen sei.

Der modernen Wissenschaft sind einige Rezepturen vom

Lapis Philosophorum bekannt, die bisher jedoch noch nicht zu entziffern waren.

Die Suche nach dem »Stein der Weisen« reicht weit zurück in die Geschichte der Menschheit. Um 300 n. Chr. gab der römische Kaiser Diokletian den Befehl, alle Papyri der alten Ägypter zu verbrennen. Sie enthielten nicht nur wegweisende Erkenntnisse über die Heilkunst, sondern auch, so heißt es, alchemistische Rezepturen und Erkenntnisse, die die Verjüngung des Menschen betreffen.

Christliche Legenden verbinden die Entstehung vom »Stein der Weisen« und von den verjüngenden Elixieren mit dem Namen von König Salomo, der den Beinamen »der Weise« erhielt. Eines Nachts, so heißt es im Alten Testament, erschien ihm Gott im Traum und fragte ihn, was er sich wünsche. Salomo bat weder um Reichtum noch um ein langes Leben, sondern um ein »gehorsames Herz«, auf dass er Gottes Volk »richten möge und verstehen, was gut und böse ist«. Und wieder ist es der Bewusstseinsstand – die Weisheit Salomos –, der ein langes Leben zur Folge hat.

Zu Salomos Zeit, heißt es in alchemistischen Überlieferungen, habe sich der Stein der Weisen im Land Israel befunden und zur Blüte des Reiches beigetragen. Salomo habe sich ein Stückchen des Steines als Siegelring fassen lassen.

Heute, zu Beginn des 21. Jahrhunderts, ist es schwer zu glauben, dass unsere Vorfahren über ein Rezept der ewigen Jugend verfügt haben sollen. Und doch bewegte die Menschen seit jeher das Geheimnis der Unsterblichkeit. So gibt es zahlreiche Legenden über den rätselhaften Grafen Saint Germain, der vor dreihundert Jahren in Paris lebte. Seinen Zeitzeugen zufolge wusste Saint Germain Näheres über die Zusammensetzung des Steins der Weisen und kannte das Rezept eines verjüngenden Elixiers.

Einmal, als in seiner Gegenwart die Rede über den seit Langem verstorbenen König Franz I. war, versetzte er alle in Erstaunen, als er davon sprach, dass er oft und gern zu Lebzeiten mit dem verstorbenen König diskutiert habe. Über Jesus meinte Saint Germain: »Es war der beste Mann, den ich je auf Erden kannte.« Im Kreis seiner engsten Freunde sagte er einmal, die Pariser glaubten, er sei fünfhundert Jahre alt, doch in Wirklichkeit sei er viel älter.

Im 18. Jahrhundert lebte in Paris ein noch rätselhafterer Mensch, Giuseppe Balsamo, genannt Graf Cagliostro, von dem es hieß, dass auch er über ein Elixier der ewigen Jugend verfüge. Graf Cagliostro wurde von Zeitgenossen gleichermaßen verehrt wie verfolgt.

Cagliostro galt schon bald als Hochstapler, doch gibt es Anzeichen in seiner Geschichte, die durchaus dafür sprechen, dass seine Geschichte einen wahren Kern haben könnte. In verschiedenen Aufzeichnungen heißt es, Kardinal Rohan sei es gelungen, eine kleine Menge des Elixiers von ihm zu bekommen und sich zu verjüngen. In der Folge wurden der Kardinal wie auch Cagliostro von Gegnern in Intrigen verwickelt und zur politischen Angelegenheit. Cagliostro wurde, nachdem er anfangs die Gunst der Königin und des Königs genossen hatte, wegen der Halsbandaffäre des Landes verwiesen.

Die zeitlose Schönheit seiner Ehefrau Gräfin Lorenza Feliciani begünstigte die Gerüchte, dass Cagliostro im Besitz des Geheimnisses ewiger Jugend sei. Man sprach davon, dass sie einst die babylonische Königin Semiramide gewesen sei und dass Graf Cagliostro selbst – genauso wie Saint Germain – Jesus, Pontius Pilatus und Julius Cäsar persönlich gekannt habe.

Als Betrüger verschrien, wurde er von der Heiligen Inquisition verhaftet, gefoltert und in der Festung San Leo in San Marino eingesperrt, wo er 1795 verstarb. Nachdenklich stimmt allerdings, dass sich die Heilige Inquisition offenbar für seine Schriften interessierte und mehrere Manuskripte beschlagnahmte. Es wird behauptet, dass in der Bibliothek des Vatikans Abschriften seines Werkes wie auch die Protokolle seines Verhörs aufbewahrt werden.

Über den Unsterblichkeitstrank ist aus seiner Feder Folgendes überliefert: »Nachdem der Mensch dieses trinkt, verliert er sein Bewusstsein für ganze drei Tage. Es kommt häufig zu Krämpfen und zu heftigen Schweißausbrüchen. Nachdem der Mensch wieder zu sich kommt aus diesem Zustand, in dem er keine Schmerzen empfindet, am sechsunddreißigsten Tag des Prozesses, nimmt er das letzte Teilchen des ›roten Löwen‹ zu sich und versinkt in einen tiefen, ruhigen Schlaf. In diesem Schlaf verliert er seine Haut, Zähne und Haare … Alles wächst innerhalb von wenigen Tagen nach. Am Morgen des vierzigsten Tages kann er sein Verlies bei vollkommener Verjüngung verlassen.« Cagliostro hatte sich immer wieder für knapp zwei Monate zurückgezogen, um sich seinen Aussagen zufolge dieser Kur zu unterziehen.

Wenngleich diese Beschreibung ziemlich fantastisch klingt, stimmen einige Äußerungen mit der ayurvedischen Kaya-Kalpa-Methode überein, mit deren Hilfe dem Körper ein neues Zeitalter gegeben werden kann. Tapasvin, ein indischer Asket, so heißt es, wurde einhundertfünfundachtzig Jahre alt. Zum ersten Mal hatte er die Kaya-Kalpa-Methode angewandt, als er neunzig Jahre alt wurde. Die Verjüngung dauerte genau vierzig Tage, die er zum größten Teil in Einsamkeit verbrachte. In dieser Zeit bekam er neue Zähne, die grauen Haare wurden dicht und schwarz, und der Körper erlangte seine Kraft zurück. Der Prozess der Verjüngung war verbunden mit strenger Diät und einem geistigen Entwicklungsprozess, der nicht weniger wichtig war als der »Zaubertrank« selbst.

Wir sind es gewohnt zu glauben, dass all dies nur Geschichten sind, gewoben von der reichen Fantasie der Menschen über Tausende von Jahren hinweg. Doch hat sich die Wissenschaft seit Langem mit außergewöhnlichen Phänomenen beschäftigt, die das allgemeine Wissen vom menschlichen Dasein widerlegen. Dazu zählen insbesondere indische Yogis, christliche Heilige und buddhistische Mönche.

Mitte des 19. Jahrhunderts berichtete der englische Arzt James Braid von einem Experiment des Yogis Haridas, der dem Maharadscha einen Beweis seines Könnens vorlegen wollte. Haridas war sechs Wochen zuvor begraben worden. Ein Vertreter der englischen Regierung, Sir Claude Wade, begab sich zusammen mit dem Diener des Yogis an den Begräbnisplatz. Der Ort wurde von Vertrauten des Maharadschas streng bewacht und ringsum abgesichert, um jeden Betrug auszuschließen. Der einzige Zugang zur Grabstätte war mit einem Siegel des Maharadschas in dessen Gegenwart versehen worden.

Sir Claude Wade stieg zusammen mit dem Maharadscha, einem Arzt und dem Diener des Yogis in das Grab hinab. Der Körper des Yogis befand sich in einem Leinensack in einer ebenfalls versiegelten hölzernen Kiste tief im Innern des Grabes. Wade berichtete:

»Nun begann der Diener, warmes Wasser über die Gestalt zu gießen, aber da es meine Absicht war zu prüfen, ob ich irgendwelche Zeichen von Betrug aufdecken könnte, schlug ich vor, den Sack aufzureißen und den Körper zuvor in Augenschein zu nehmen … Daraufhin bat ich den Mediziner, der mich begleitete, den Körper zu untersuchen. Er konnte weder einen Pulsschlag am Herzen, an den Schläfen noch am Handgelenk feststellen. Um das Gehirn war jedoch eine Hitze zu spüren, die von keinem anderen Körperteil ausging.«

Der Diener badete den Körper daraufhin in heißem Wasser und legte wiederholt einen heißen Weizenfladen auf den Kopf des Yogis. Dann entfernte er das Wachs, das Ohren und Nase verschlossen hatte, und öffnete den Mund, um die Zunge herauszuziehen, die den Schlund verschlossen hatte.

Daraufhin wurde der Körper von Krämpfen geschüttelt, und die Atmung setzte ein. Als Nächstes weiteten sich die Pupillen, und das Herz begann wieder zu schlagen. Kurz darauf begann der Yogi mit dem Maharadscha zu reden, als wäre nichts geschehen.[3]

Die Kontrolle Haridas' über den Metabolismus seines Körpers während des sechswöchigen Begräbnisses ist kein Einzelfall.

In dem buddhistischen Kloster Dazan nahe der Grenze zur Mongolei existiert die lebende Mumie des Lama Daschi-Dorscho Itigelow, der im Jahr 1852 geboren wurde. Mit fünfzehn Jahren kam er nach Dazan, um sich zum Doktor der tibetischen Medizin und Philosophie ausbilden zu lassen. Später wurde er zum geistigen Oberhaupt aller russischen Buddhisten ernannt. Überlieferungen zufolge wusste der Lama, dass sein Körper nicht verwesen würde, und instruierte seine Schüler, ihn nach seinem Tod im Jahr 1927 auszugraben. 1955 und 1973 kamen seine Schüler der Aufforderung nach und fanden keine Anzeichen von Verwesung. Der Körper des Mönches befand sich nach wie vor in der Lotushaltung und war weder einbalsamiert noch mumifiziert. Die Haut war weich, die Gelenke waren beweglich, und er reagierte seither immer wieder auf die Umgebung, öffnete dann und wann die Augen oder den Mund. Gewebeproben, die von internationalen Ärzten vorgenommen wurden, zeigten bislang keine signifikanten Unterschiede zu einem Lebenden. Das betraf sowohl den Zellkern als auch das Zytoplasma. Professor Galina Yershova von der Russian State Humanitarian University erklärte, Itigelow sei nicht lebendig in dem Sinn, dass er aufstehen und sich bewegen könne, doch »die Untersuchungsergebnisse lassen darauf schließen, dass der Lama sich selbst in einen Zustand der Anabiose (Überdauerung) versetzt hat«.[4] Er ist nicht tot, sondern in einem anderen Zustand, der von den Wissenschaftlern als lebendig eingestuft wird:

»Wenn ein System von sich aus aktiv ist, ist es lebendig – eine Existenzform, von der wir nichts wissen –, doch es ist lebendig.«[5]

Einer der Mönche, der Kontakt mit dem Lama haben darf, fragte sich, wie das einstige Oberhaupt der russischen Buddhisten dies fertigbringe. »Ich weiß, dass er diesen Zustand durch die Lehre Buddhas erreicht hat – um uns zu überzeugen, dass die Möglichkeiten der Menschen grenzenlos sind.« Solche Meister, so erklärte der Mönch, könnten Tausende und Zehntausende Jahre sitzen und praktizieren. Wobei das Sitzen mit innerer Arbeit verbunden sei, der Transformation der Negativität auf der Erde.

In den vergangenen fünfzig Jahren wurden um die vierzig Mönche in einem solchen Zustand aufgefunden, der im Buddhismus Tukdam genannt wird, ein besonders tiefer Grad der Meditation, die zum Zeitpunkt des Todes aufrechterhalten wird. Der Körper behält seine Wärme bei und bleibt in der Lotushaltung sitzen – er überdauert so das, was wir gemeinhin unter Tod verstehen.

Dem russischen spirituellen Wissen zufolge verbirgt sich der Jungbrunnen in uns und ist mit der Entwicklungsstufe unseres Bewusstseins und unserer geistigen Kraft verbunden. Jesus sprach: »Das Reich Gottes ist inwendig in euch« (Lukas 17,21). Die ewige Jugend beginnt nicht mit dem Zustand des Körpers, sondern mit dem Zustand des Bewusstseins, »dem Reich Gottes in uns«, der den Körper verjüngt. Wenn die

Menschheit solch einen »Jungbrunnen« finden möchte, muss sie Schritte unternehmen, das eigene Bewusstsein zu entwickeln und zu erweitern. Die Aufgabe der Menschheit besteht darin, eine neue Entwicklungsebene im kollektiven Bewusstsein zu erreichen, auf der eine neue Realität, eine neue gewünschte Existenz der Menschheit, möglich wird.

Das Bewusstsein ist der Schlüssel. Werfen wir deshalb einen Blick auf unsere Realität, die »Bühne unseres Lebens«, die einen Spiegel des kollektiven Bewusstseins darstellt.

KAPITEL 2
Unsere Realität

Realität ist eine Illusion, allerdings eine sehr hartnäckige.
Albert Einstein

Gott ist in jedem Menschen, genauso wie jeder Mensch in Gott ist. Wenn dieses Verständnis kommt, wird der Mensch in der Lage sein, überall um sich herum die Welt zu sehen, weil die Welt der Körper Gottes ist.
Arcady Petrov

Die Erscheinungen der Welt haben keinen objektiven Charakter, sie sind vom Bewusstsein des Menschen abhängig, weil der Mensch die Struktur der Welt bestimmt.
O. H.

Was ist *wirklich?*

Wenn wir von Realität sprechen, dann meinen wir jene Welt, die wir und auch andere Menschen wahrzunehmen gewohnt sind. Und es sind nicht nur die materiellen Erscheinungsformen – die Berge, das Meer, die Menschen, die Tiere, die Pflanzen –, sondern auch Düfte, Musik, Vogelgezwitscher, Berührung, Geschmack, unsere Gedanken, Gefühle und mit ihnen die gesamte Struktur unserer Gesellschaft, die unsere Realität ausmachen.

Wir Menschen streben nach Liebe und Glück, nach Selbstverwirklichung und Anerkennung, Wohlstand und Freude. Wir scheitern und richten uns wieder auf. Doch nur selten hinterfragen wir das Konstrukt, das wir Realität nennen. Wir vergessen meist, dass »unsere Realität« nicht objektiv, sondern vor allem eines ist: eine Interpretation unserer Sinneseindrücke durch unser Gehirn, welches den Programmen unseres Unbewussten und des kollektiven Bewusstseins unterliegt.

Doch wie sieht die Realität in Wirklichkeit aus?

Allein schon der Blick durch ein Mikroskop offenbart uns eine völlig andere Welt. Jede einzelne Zelle scheint wie ein Mikrokosmos im Makrokosmos zu sein. In der Schule haben wir gelernt, dass Atome die Bausteine unseres Universums sind. In unserer Vorstellung sind Atome etwas »Festes«. Doch die Wissenschaft ist längst weiter und hat ihre Erkenntnisse wie auch ihre Instrumente verfeinert. Inzwischen weiß man, dass ein Atom und dadurch die Materie (auch unseres Körpers) zu 99,9999999 Prozent aus einem »leeren Raum« besteht, dem Quantenfeld (siehe Kapitel 4, »Materie – ein Mysterium«).

Quantenphysiker beteuern: Es gibt keine Materie – alles ist Energie und Information, die alles durchdringen. Sie stellen den intelligenten Anfang des Universums dar. Jedes beliebige materielle Objekt – wir eingeschlossen – ist nichts anderes als eine Darstellung der Energie und Information in der physikalischen Realität. Schon die alten Mystiker sprachen davon, wenn auch in anderen Begriffen. Das Universum sei Licht oder Klang – und was sind Licht und Klang anderes als Energie und Information, als Schwingungsfrequenzen? Unsere Realität, so weiß man heute, ist das Licht in verschiedenen Frequenzen, das zu Materie »codiert« ist.

Die feste Materie ist nur Schein.

Als Physiker, also als Mann, der sein ganzes Leben der nüchternen Wissenschaft, der Erforschung der Materie diente, bin ich sicher von dem Verdacht frei, für einen Schwarmgeist gehalten zu werden – und so sage ich nach meinen Erforschungen des Atoms Folgendes:
Es gibt keine Materie an sich!

Alle Materie entsteht und besteht nur durch eine Kraft, welche die Atomteilchen in Schwingung bringt und sie zum winzigsten Sonnensystem des (Welt-)Atoms zusammenhält. – Da es im ganzen Weltall weder eine intelligente noch eine ewige (abstrakte) Kraft gibt (es ist der Menschheit nie gelungen, das Perpetuum mobile zu erfinden), so müssen wir hinter dieser Kraft einen bewussten intelligenten Geist annehmen. Dieser Geist ist der Urgrund aller Materie.

Nicht die sichtbare, aber vergängliche Materie ist das Reale, Wirkliche, Wahre (denn die Materie ist, wie wir gesehen haben, ohne diesen Geist überhaupt nicht), sondern der unsichtbare, unsterbliche Geist ist das Wahre. Da es aber Geist an sich nicht geben kann und jeder Geist einem Wesen angehört, so müssen wir zwingend Geistwesen annehmen.

Da aber auch Geistwesen nicht aus sich selbst sein können, sondern geschaffen sein müssen, so scheue ich mich nicht, diesen geheimnisvollen Schöpfer ebenso zu nennen, wie ihn alle alten Kulturvölker der Erde früherer Jahrtausende genannt haben: Gott.

So sehen Sie, meine verehrten Freunde, wie in unseren Tagen, in denen man nicht mehr an den Geist als den Urgrund aller Schöpfung glaubt und darum in bitterer Gottesferne steht, ist es gerade das Winzigste und Unsichtbare, das die Wahrheit wieder aus dem Grabe des materialistischen Stoffwahnes herausführt und die Türe öffnet in die verlorene und vergessene Welt des Geistes.

Professor Max Planck,
aus seiner Rede im Harnack-Haus, Berlin 1929[6]

Unsere Sinnesorgane und das Gehirn sind von Natur aus nicht darauf ausgerichtet, die wahre Wirklichkeit zu erfassen, sondern in einer Welt, die sie uns erschaffen, unser Überleben und das »Zurechtfinden« zu sichern. Unser Gehirn »übersetzt« die Schwingungsfrequenzen des Universums beziehungsweise die interagierenden Energiefelder und Wellen in die Welt der Erscheinungsformen und erschafft für uns eine nachvollziehbare Realität: eine Welt, die wir für objektiv und wahr halten und in der wir uns zurechtfinden können. Die alten Inder nannten unsere Realität »Maya«, Illusion oder Schein, Trug. »Maya«, so der Indologe Professor Martin Mittwede, »ist die faszinierende, irreführende Täuschung, welche die tatsächlich unwirkliche, bedingte Natur mit ihrer verführerischen Mannigfaltigkeit als letztendliche Wirklichkeit erscheinen lässt. Maya ist ein Bewusstseinsphänomen« – das Ergebnis einer an das kollektive Bewusstsein angepassten Wahrnehmung.

Unsere Sinnesorgane sind das Tor zur Außenwelt. Reize – oder Schwingungsfrequenzen – werden in unseren Sinnesorganen zu elektrischen Impulsen umgewandelt und weiter über die Nervenfasern zum Gehirn geleitet. Dort wird nur ein kleiner Teil der eintreffenden Informationen interpretiert, während der Rest »ignoriert« wird. Aus den Fragmenten wird ein nachvollziehbares Bild der äußeren Realität erschaffen.

Wenn das Gehirn keine ausreichende Information von den Sinnesorganen bekommt, vervollständigt es das erschaffene Bild auf der Grundlage der vergangenen Erfahrungen eines Menschen. Mit der wahren Wirklichkeit hat das wenig zu tun.

Dies bedeutet auch, dass unser Gehirn die empfangenen Signale »zensiert«. Eintreffende Sinneswahrnehmungen werden mit bereits bekannten Eindrücken abgeglichen. Wahrnehmungen, die dabei noch jenseits unseres Erfahrungshorizontes liegen, werden oft ausgeblendet oder verdrängt. Die Zensur, die unser Gehirn trifft, unterliegt dabei auch unseren unterbewussten Programmen, Glaubenssätzen, dem Fokus unserer Aufmerksamkeit, unseren Erwartungen, Mustern und Prägungen. Es sind Wahrnehmungs- und Verhaltensmuster unserer Eltern, unserer nahen Umgebung bis hin zu unserer Gesellschaft und unserem Kulturraum, die unsere Wahrnehmung beeinflussen.

Unser Gehirn funktioniert wie ein hoch komplizierter Computer. Wir können die Realität nur so wahrnehmen, wie sie von unseren Sinnesorganen empfangen und von unserem Gehirn interpretiert wird.

Das Gehirn nimmt nur elektromagnetische Signale unserer Sinnesorgane, aber keine Materie wahr, es hat in Wahrheit keinen direkten Kontakt zur »Materie«. Im Schädel ist es dunkel. Die Signale, die von unseren Sinnesorganen und Nervenfasern an das Gehirn geleitet werden, interpretiert unser Gehirn als Materie, und wir halten es für die »objektive« Realität. Alle Bilder der »äußeren Welt« werden in uns gebildet. Unsere gewohnte Realität ist die Interpretation der elektromagnetischen Impulse der Sinnesorgane, die in unserem Gehirn entsteht. Unsere alltägliche Realität hat weder allzu viel mit der Komplexität, der Unendlichkeit unseres Mikro- und Makrokosmos zu tun, noch spiegelt sie die grenzenlosen Möglichkeiten, die uns im Leben offenstehen.

Könnte man ein Gehirn in einer Nährlösung platzieren, dort seine Funktion aufrechterhalten und entsprechende elektromagnetische Impulse/Signale von Formen, Gerüchen, Geräuschen etc. übermitteln, dann würde das Gehirn sich vermutlich einbilden, zum Beispiel ein Beamter zu sein, zur Arbeit zu gehen oder eine Familie zu haben. Unser Gehirn nimmt alle eintreffenden elektromagnetischen Impulse als Realität an. Dabei spielt es keine Rolle, ob diese von unseren Sinnesorganen kommen, also »echt« sind, oder aus einer anderen Quelle stammen.

Die Realität, wie wir sie wahrnehmen, ist eine perfekte Illusion – Maya – und ein Produkt unseres Bewusstseins, das sich unseres Gehirns und unserer Sinnesorgane bedient. Unsere Wahrnehmung ist sowohl individuell als auch kollektiv: Wir können nur das wahrnehmen, was in unserem persönlichen und im kollektiven Bewusstsein vorhanden ist. Zwar ähnelt sich die Wahrnehmung von uns Menschen sowohl aufgrund unseres gemeinsamen biologischen Erbes, des gleichen Aufbaus der Sinnesorgane als auch der kollektiven Realität – aber die Interpretationen sind immer persönlich gefärbt. Sicher kennen auch Sie Beispiele aus Ihrem Leben, Situationen, in denen Sie überrascht waren, wie unterschiedlich Menschen aus Ihrem Umfeld dieselben Dinge wahrnehmen können.

So sortiert unser Gehirn aus der Fülle der Reize das für uns aus, woran wir glauben oder glauben wollen und das in unser Weltbild passt. Oft halten wir das Gewünschte für das Tatsächliche und täuschen uns selbst. Das Gehirn ergänzt fehlende Einzelheiten aus seinem Erfahrungsschatz und hebt aus dem Erlebten des Menschen das hervor, was für ihn wichtig ist und in seinem Interesse liegt. All dies ist abhängig vom Alter, von der Erziehung, der sozialen Schicht, vom Charakter und vielem mehr.

Wir sehen also, dass zu der auf den Menschen angepassten Wahrnehmung der Welt auch noch die eigene Interpretation hinzukommt. »Unsere Realität« ist demnach vor allem das, was wir aufgrund von Erfahrungen und Prägungen wahrzunehmen glauben.

Das Szenarium unseres Lebens ist von unserem eigenen Blickwinkel abhängig, vom Fokus unserer Aufmerksamkeit. Die gleichen Ereignisse können unterschiedliche Menschen ganz anders interpretieren: als Strafe, als Lektion, als Herausforderung, als Segen. Wir können uns bewusst entscheiden, worauf wir unsere Aufmerksamkeit richten und welchen Blickwinkel wir wählen – und dadurch auch, in welcher Realität wir leben.

Sowohl die Programme des kollektiven Bewusstseins als auch die des persönlichen Unterbewusstseins üben eine große Macht auf uns aus. Das, worauf wir uns innerlich einstellen und woran wir glauben, ziehen wir in unser Leben hinein. Daher ist es überaus ratsam, die eigene Einstellung zum Leben sowie den eigenen Blickwinkel, durch den wir diese Welt betrachten, bewusst auszuwählen.

Es ist die Aufgabe von uns Menschen, den Fokus der Aufmerksamkeit, die Einstellung zum Leben und zu uns selbst sowie die negativen Programme in unserem Unterbewusstsein zu erkennen und sie zu ändern, um die gewünschte Realität zu erschaffen und unsere wahren Möglichkeiten zu erfahren. Mit den Worten Grigori Grabovois: »Schauen Sie mit Ihrer Seele, und Sie erkennen die Welt, wie sie ist, und Sie können die Welt verändern … um die Ewigkeit zu erreichen.«[7]

KAPITEL 3

Das kollektive Bewusstsein erschafft Realität

Unsere Realität entspricht der
Entwicklungsebene des kollektiven
Bewusstseins.
Ewiges Leben ist das Prinzip
der Entwicklung unserer Realität.
Grigori Grabovoi

Wir können uns das Leben wie eine Leinwand vorstellen, auf die wir unsere Gedanken, Vorstellungen, Erwartungen, Überzeugungen und unseren Glauben projizieren. Die »Leinwand des Lebens« ist neutral – was wir darauf »anschauen«, das heißt, welche Erfahrungen wir im Leben machen, ist von den persönlichen und kollektiven Gedanken, Gefühlen, Vorstellungen, Erwartungen, Überzeugungen und dem Glauben abhängig. Dadurch machen wir selbst diese Welt schön oder hässlich, sicher oder gefährlich, gesund oder krank, liebevoll oder aggressiv.

Die »Leinwand des Lebens« oder der »Spiegel« ist ein Modell der Welt, derer sich die Russische Informationsmedizin bedient, um der Beschreibung dieser Realität näherzukommen.

Je älter der Mensch ist, umso »fester« ist seine Welt, umso

stärker ist seine Logik. Kinder nehmen die Realität noch anders wahr als Erwachsene, für sie ist die Materie noch in ständiger Veränderung. Bei kleinen Kindern sind die Sinnesorgane des physischen Körpers noch nicht ausreichend entwickelt und angepasst an die physische Realität, sie nehmen noch zum Teil die feinstoffliche Welt wahr. Zum Beispiel ist der Tisch für uns so fest, weil unser Gehirn es so gelernt hat, die Schwingungsfrequenzen zu interpretieren – und weil das kollektive Bewusstsein fest daran glaubt, dass es so ist.

Doch alles ist relativ und alles ist möglich.

Die Menschen sind überzeugt von den Geschehnissen des Lebens, die sie ständig beobachten; sie sind für sie real und selbstverständlich. Die Wissenschaftler hingegen sind sich darüber im Klaren, wie limitiert unser Wissen über diese Realität und unsere Wahrnehmung der Welt ist und welch enormen Einfluss das kollektive und das persönliche Bewusstsein, der Glaube, Erwartungen und die tiefen Überzeugungen der Menschen auf diese Welt haben (siehe Kapitel 4, »Materie – ein Mysterium«).

Es gibt keine Beweise, dass die Welt tatsächlich so ist, wie wir sie wahrnehmen: Schwerkraft, feste Gegenstände, menschliche Körper etc. Mit Sicherheit können wir einzig und allein sagen, dass wir in der Lage sind, zu sehen, zu hören, zu fühlen, zu riechen und zu schmecken, und dass wir die Fähigkeit haben, zu denken, zu fühlen und innere Bilder zu erzeugen. Wir machen Erfahrungen, die wir für wirklich und echt halten. Nur wenig davon, was wir zu wissen glauben, ist jedoch bewiesen.

Für das alltägliche Leben ist es uns nicht wichtig, was die wahre Wirklichkeit darstellt, sondern das, was wir wahrnehmen können. Erinnern wir uns: Unser Gehirn ist auf unser Überleben programmiert und darauf ausgerichtet, dass wir uns in dieser Welt zurechtfinden. Was wir nicht mit unseren

Sinnesorganen wahrnehmen können und unser Gehirn »ausblendet«, existiert für uns nicht. Wir glauben an das, was wir sehen. Doch was wir mit den Augen sehen, ist von der Funktion unseres optischen Sinnessystems und von unserem Gehirn abhängig. Um sehen zu können, benötigen unsere Augen Licht. Kleinste Lichtpartikel (Photonen) durchdringen die lichtdurchlässige Hornhaut, die Pupille und die Linse. Diese bündelt das Licht und wirft es auf die Netzhaut, ein Netz aus Millionen lichtempfindlicher Zellen, wo das einfallende Licht in Nervenimpulse in Form elektromagnetischer Wellen umgewandelt wird. Diese werden über den Sehnerv zum Sehzentrum des Gehirns weitergeleitet. Dort auf etwa ein bis zwei Zentimeter des Gehirns entsteht das Bild, das wir von unserer Welt »sehen« und mit dessen Hilfe wir uns in unserer Welt zurechtfinden.

Andere Lebewesen nehmen dieselbe Umgebung völlig anders wahr, da ihr Sinnessystem und ihr Gehirn sich von dem des Menschen unterscheiden und ebenfalls aufs Überleben ausgerichtet sind. Darüber hinaus unterliegt unser optisches Sinneserleben sowohl unserer persönlichen, der kollektiven als auch der selektiven Wahrnehmung. Ein Beispiel: Zwei Menschen nehmen einen Baum vor dem Haus als »Baum« wahr, weil wir die gleichen Sinnesorgane haben und weil wir es kollektiv so gelernt haben. Ein Mensch verbindet mit dem Baum vielleicht positive Erfahrungen, er denkt daran, dass der Baum im Sommer Schatten spendet, während ein anderer Mensch sich an dem Baum stört, weil er ihm das Licht nimmt. Auf der Quantenebene stellt der Baum aber ein Schwingungsfeld dar. Dieses wird von unserem Bewusstsein und mithilfe unseres Gehirns in die vierdimensionale Realität (dreidimensionale räumliche und eindimensionale zeitliche Realität) codiert und interpretiert, die wir dann als solide/feste Realität beziehungsweise Gegenstände/einen Baum wahrnehmen.

Der moderne Mensch wird mit einem enormen Informationsstrom von außen konfrontiert. Fremde Gedanken, Ideen, Nachrichten etc. dringen in uns ein, programmieren unser Unterbewusstsein und wirken auf unser Verhalten, unseren Charakter, unsere Gedanken, Gesundheit und Gefühle ein. Sie bestimmen unsere Vorlieben und Abneigungen. Das Umfeld, in dem wir aufwachsen, prägt unser Denken, unsere Überzeugungen, Glaubenssätze und Gefühle. Wir übernehmen ganz selbstverständlich verschiedene Werte und Bewertungen.

Außerdem sind wir Menschen oft von unserem logischen Verstand beherrscht. Die Entscheidungen im Leben treffen wir vor allem mit unserer Logik und »hören« nicht auf unsere »innere Stimme«, auf unser Bauchgefühl. Oft wissen wir gar nicht, dass wir die Möglichkeit haben, unsere Realität bewusst zu unserem Wohl zu steuern und unseren logischen Verstand zu einem wertvollen Instrument für das bewusste Erschaffen der gewünschten Realität zu erziehen. Bei Menschen, die sich noch im »tiefen Bewusstseinsschlaf« befinden, ähnelt der Verstand oft einem Säugling, der alles annimmt und für wahr hält, was er »von außen bekommt«, ohne die Folgen zu berücksichtigen. So verwandelt sich ein Mensch in eine Marionette und vergisst, sein geistiges Potenzial zu nutzen und seinen freien Willen bewusst zum Guten einzusetzen. Wir geben unser Leben sozusagen in »fremde Hände« ab. Es können die Gedanken von Eltern, Lehrern, Idolen oder Freunden sein, die in der Kindheit Einfluss auf uns gehabt und unseren Charakter und unser Schicksal geprägt haben. Und auch über die Kindheit hinaus sind wir beeinflussbar – ganz besonders dann, wenn an unser Sicherheitsbedürfnis, unsere Ängste und andere Instinkte appelliert wird.

Das kollektive Bewusstsein – das Bewusstsein aller Menschen – erschafft unsere Realität, es hat eine manifestierende

Kraft und ist auch für das Bewusstsein des Einzelnen von enormer Bedeutung und Konsequenz.

Nach Karl Marx werden die Ideen zu materieller Kraft, sobald sie Massen von Menschen erreichen und von ihnen angenommen werden. Je mehr Menschen an eine Idee glauben und sie für möglich halten, umso schneller verändert sich unsere Realität in diese Richtung. Das betrifft auch die menschliche Existenz: Kriege und Frieden, Krankheiten oder Gesundheit, die Lebenserwartung und sogar die Möglichkeit des ewigen Lebens und der ewigen Jugend. Das kollektive Bewusstsein ist an den Tod und an Krankheiten gewöhnt und hält sie für die unentbehrlichen Attribute dieser Realität, für den »Dornenkranz«, den wir tragen müssen, für »das menschliche Erbe«. Denken wir daran: Ein tief sitzender Aberglaube der Menschheit kann auch eine Wirklichkeit erschaffen. Außerdem beeinflusst die kollektive Wahrnehmung der Realität die Wahrnehmung jedes einzelnen Menschen.

Im »alltäglichen« Bewusstsein und in Unwissenheit der geistigen Gesetze unserer Welt sind wir wie Schachfiguren, die von den Umständen des Lebens und nach fremdem Willen auf dem Schachbrett des Lebens hin und her geschoben werden.

Es ist aber möglich, das eigene Bewusstsein zu entwickeln, sich das nötige Wissen über die wahre Realität anzueignen, die geistigen Gesetzmäßigkeiten dieser Realität zu verstehen und die Realität bewusst steuern zu lernen. Dann sind wir nicht länger die »Schachfiguren«, sondern nehmen bewusst an dem kosmischen Spiel teil, um das Leben nach dem eigenen Szenario und zum Wohl aller anderen Lebewesen zu erschaffen.

Unsere Welt ist ein komplexes System, das nach dem Prinzip der Matroschkas aufgebaut ist – jener russischen Püppchen, die jeweils in einer größeren Puppe stecken. Das Kleine ist immer Teil von etwas Größerem und Komplexerem. Das Bewusstsein des einzelnen Menschen ist Teil des Bewusstseins der ganzen Menschheit, des kollektiven Bewusstseins, und dieses wiederum ist Teil des allumfassenden absoluten Bewusstseins, welches im Russischen als Gott betrachtet wird.

Die wahre Realität ist absolutes Bewusstsein: Gott, die unendliche »Leere«, die vibriert und schwingt, und das Bewusstsein jedes Einzelnen ist ein untrennbarer Teil davon.

Das allumfassende Bewusstsein hat sich in eine enorme Anzahl von Formen vervielfältigt, wie Menschen, Tiere, Pflanzen etc., durch die es die physikalische Realität erschafft, erfährt und entwickelt. Wir Menschen sind Träger dieses absoluten Bewusstseins.

Wir können auch sagen: Gott als allumfassendes Bewusstsein hat sich in eine unzählige Menge von Formen und Lebewesen, in eine enorme Anzahl von Illusionen vervielfältigt und erfährt und entwickelt sich dadurch. Alles, was ist, ist nur eine Darstellung des einen allumfassenden Bewusstseins.

Verschiedene Schwingungsfrequenzen des Bewusstseins erschaffen unterschiedliche Realitäten. Hinter dem Sichtbaren und dem Unsichtbaren stehen Information und Energie in verschiedenen Schwingungsfrequenzen, auf die wir bewussten, steuernden Einfluss nehmen können (meist unbewusst tun wir das seit unserer Geburt).

Die Energie und die Materie sind Ausdruck der Information, vor allem der Gedanken, Glaubenssätze, Erwartungen und Überzeugungen der Menschen. Die Information liegt der Energie und der Materie zugrunde: Information – Energie – Materie. Alles war zuerst ein Gedanke/eine Idee: der Tisch, das Gebäude und sogar der Mensch selbst. »Am Anfang war das Wort«, heißt es in der Bibel, »und das Wort war bei Gott, und

Gott war das Wort« (Johannes 1,1). Gottes Schöpfung entstand aus einem Gedanken. Aus einem Gedanken entstanden das Licht und die Energie, aus Energie entstand die Materie als verdichtete Energie, die für uns sichtbar ist.

Information ist der »Bauplan« der Energie und der Materie. Die Russische Informationsmedizin arbeitet mit der Information; sie lernt mit der Kraft des Bewusstseins, den »Bauplan der Materie« zu verändern und dadurch die gewünschte, bessere Realität bewusst zu erschaffen, die Materie des Körpers wiederherzustellen und zu heilen. Daraus leitet sich der Name »Russische Informationsmedizin« ab. Die Veränderung der Information führt zur Veränderung der Energie und daraufhin zur Veränderung der Materie: Information – Energie – Materie.

Ängstliches, chaotisches, negatives Massenbewusstsein erschafft unbewusst die Zukunft, vor der sie selbst Angst hat. Die Medien leben eher von negativer Information, diese ist mehr »gefragt«, denn der Fokus der Aufmerksamkeit liegt vor allem auf dem Negativen. Sie schüren die Sorgen und rufen Emotionen wie Angst, Zweifel und Unsicherheit hervor. Unverantwortliche Sensationsjournalisten und Polemiker verbreiten Katastrophenmeldungen und bringen den Menschen mehr Übel, als es die Gefahren tun, vor denen sie uns warnen. Die fokussierte Aufmerksamkeit des menschlichen kollektiven Bewusstseins bestimmt das Schicksal der Menschheit: Wenn wir ängstlich eine Katastrophe erwarten, rufen wir sie herbei. Wenn wir uns auf das ewige Leben und die Jugend konzentrieren, kreieren wir sie, denn das kollektive Bewusstsein hat Schöpferkraft.

Wir Menschen mit unseren Gedanken und Vorstellungen, unseren Glaubenssätzen und Überzeugungen erschaffen den »Film« auf der »Leinwand der Welt«, in dem wir selbst die

Akteure sind. Wir sind die Koautoren der menschlichen Geschichte, und jeder von uns trägt mit an der Verantwortung für das, was auf der Erde geschieht.

Und wir können dafür etwas tun. Dabei müssen wir immer bei uns selbst anfangen. Wir können eigene Gedanken, Gefühle, Überzeugungen, Glaubenssätze ändern, an der Entwicklung des eigenen Bewusstseins arbeiten, zu besseren Menschen werden, nach dem neuen Wissen streben, hinter die »Kulisse« der Materie »sehen«, die Welt und die geistigen Gesetzmäßigkeiten der Schöpfung besser verstehen und begreifen lernen.

Wir leben in einem lebendigen Universum, in dem unsere äußere Realität ein Spiegelbild unseres Bewusstseins (unserer Gedanken, Erwartungen, Glaubenssätze etc.) ist. Alles, was uns im Außen begegnet, ist in uns. Ein Hindernis in der äußeren Realität ist ein Hindernis in uns. Wenn wir das Hindernis in uns auflösen, lösen wir zugleich dieses Hindernis in der äußeren Realität auf. So verhält es sich mit jedem Problem, jeder Disharmonie, aber auch mit den positiven Aspekten unseres Lebens. Um Glück, Liebe, Frieden, Verjüngung, Genesung in der äußeren Realität zu erfahren, müssen wir sie im eigenen Herzen, »in jeder Zelle des Körpers« empfinden lernen.

Den Aussagen der Quantenphysik zufolge wirkt der Beobachter auf das Objekt seiner Beobachtung ein. Das bedeutet, dass wir immer Teilnehmer dieser Realität sind und auf alles, worauf sich unsere Aufmerksamkeit richtet, mit unserem Bewusstsein Einfluss nehmen. Wenn wir zum Beispiel im Fernsehen Nachrichten sehen, beeinflussen wir mit unseren Gedanken, Gefühlen, Überzeugungen und unserem Glauben das »Berichtete« und erschaffen dadurch »Hölle oder Paradies« sowohl in unserem Leben als auch in der äußeren Realität: in unserem Leben, weil die Interpretation des

Wahrgenommenen sich auf unsere Gefühle, Gedanken, Erwartungen und damit auf unsere Atome, Moleküle, Zellen, Organe und den gesamten Körper auswirkt, ebenso auf die äußere Realität, weil jeder von uns einen untrennbaren Teil des kollektiven Bewusstseins darstellt, weil wir mit allem, was ist, untrennbar verbunden sind und alle Geschehnisse der Welt mental beeinflussen. Mit unseren Gefühlen, Emotionen, Gedanken, unserer Freude oder unserem Leid erschaffen wir selbst das »Paradies« oder die »Hölle« auf der Erde. Die sogenannte äußere Realität entsteht und existiert in uns, und sie ist gleichzeitig unsere kollektive Realität. Die äußere Realität ist die Welt der Erscheinungsformen, eine hartnäckige Illusion, die schwer zu durchschauen ist. Aber wenn wir dies verstehen, dann erweitern sich unser Verständnis der Welt und unsere Möglichkeiten: Wir können uns eine bessere Realität erschaffen, eine gesündere, liebevollere, glücklichere, friedlichere Welt, weil diese »Illusion«, unser Dasein in dieser Realität, das Wichtigste für uns ist. Und da keine feste Materie, sowohl von der spirituellen als auch von der Quantenebene betrachtet, existiert, ist alles möglich.

KAPITEL 4

Materie – ein Mysterium

Wenn wir Herren über Information sind,
dann sind wir Herren über die Materie.
Michio Kaku, Quantenphysiker

Früher vertraten Wissenschaftler die These, dass die Atome, winzige Bausteine der Materie, untrennbar seien. Inzwischen weiß man, dass ein Atom aus noch kleineren Teilchen besteht, nämlich aus der negativ geladenen Hülle und einem Kern, der sich aus Protonen und Neutronen zusammensetzt. Diese wiederum bestehen aus weiteren kleineren Elementarteilchen, wie Bosonen und Fermionen, sowie aus Hadronen etc., die aus Quarks und Gluonen zusammengesetzt sind. Die kleinsten derzeit bekannten Teilchen sind die sogenannten Quarks, die keine reinen Teilchen mehr sind, sondern das Energiefeld darstellen. Bei Hochenergieexperimenten jedoch verwandeln sich Quarks in neue, teils unbekannte Teilchen, woraus zu schließen ist, dass es noch andere, kleinere Teilchen gibt, die unsere Instrumente noch nicht nachweisen können. So bestätigen heute die Erkenntnisse der Physiker das, was vor Hunderten von Jahren den alten Mystikern bekannt war: Der Weg ins Innere der Materie ist genauso unendlich wie in die Weite des Universums, und die

Mikro- und die Makrowelt haben eine ähnliche Struktur. Sie bestätigen, dass ein Atom nach demselben Prinzip wie unser Sonnensystem und das unendliche Universum aufgebaut ist. Denken Sie an die Tabula Smaragdina, die besagt: wie im Großen, so im Kleinen, wie oben, so unten, wie innen, so außen. Einig sind sich die Wissenschaftler, dass alle Materie beziehungsweise Masse eine bestimmte Erscheinungsform der Energie ist.

Die Quantenphysik befasst sich mit den Vorgängen im Bereich der allerkleinsten Teilchen unterhalb der sogenannten Planck-Länge, die weit unterhalb der Größe eines Atoms liegt, und deren Wechselwirkung. Man hat herausgefunden, dass sich diese Mikroteilchen nicht nach den bisher als wahr angenommenen Gesetzen der Physik verhalten. So können sie sich sowohl an verschiedenen Orten gleichzeitig aufhalten als auch Barrieren durchdringen, ohne sie zu berühren. Mithilfe des bekannten Doppelspaltversuchs mit Quanten, Elektronen sowie verschiedenen anderen subatomaren Teilchen haben Quantenphysiker herausgefunden, dass ein Beobachter durch seine Beobachtung einen direkten Einfluss auf ihr Verhalten hat. Dies bedeutet: Das menschliche Bewusstsein wirkt auf subatomare Teilchen ein, beeinflusst sie und damit auch die Materie.

Infolge dieser Erkenntnisse beschäftigen sich Physiker mit der Frage, was wirklich existiert. Ohne Beobachter – genauer: ohne das Bewusstsein – gibt es keine Realität. Die unbeobachtete Realität bleibt ein Schwingungsfeld, das viele Möglichkeiten darstellt.

Nach den neuen Erkenntnissen der Wissenschaft befinden wir uns in der Quantenrealität in einem unendlichen Ozean der Energie, in einem Schwingungsfeld. Die Natur der Realität ist die Einheit von allem, was existiert. Wir existieren in einem Schwingungsfeld, das alles mit allem verbindet, wie in einem Netz. Wir alle sind untrennbar miteinander verbunden. Jeder von uns trägt in sich die Information der ganzen göttlichen Schöpfung, die Erfahrung der Unendlichkeit und Ewigkeit, genauso wie jede Zelle unseres Körpers die Information unseres ganzen Organismus in sich trägt. Jeder von uns ist ein Teil der Unendlichkeit und genauso unendlich und ewig, trägt aber in sich auch die individuelle Erfahrung.

Die gesamte Materie und auch unser Körper bestehen zu über 99 Prozent aus »leerem« Raum – dem Quantenfeld, das die Quelle und den »Bauplan« der Materie darstellt und das wir mit unseren Sinnesorganen nicht erfassen können. Wir können diesen »leeren Raum« nicht sehen, tasten, riechen, hören oder schmecken – über 99 Prozent der wahren Realität bleiben uns vorenthalten. Unter dem »leeren Raum« verstehen die Physiker sowohl die Abstände zwischen dem Kern des Atoms und den Elektronen als auch zwischen den Atomen selbst sowie die Abstände zwischen immer kleineren subatomaren Teilchen.

Je tiefer man in die Materie eindringt, umso mehr »zerfällt« sie in Energie, Licht und Information. In der Russischen Spiritualität betrachtet man den unendlichen »leeren Raum« oder das Quanten- beziehungsweise Skalarfeld als »Quelle der unendlichen Varianten«, aus der alles entstehen kann und in der alles nur von dem Bewusstsein des Beobachters (dem kollektiven Bewusstsein und dem Bewusstsein des Einzelnen) abhängt.

Das Feld und die Materie sind untrennbar. Dieses Schwingungsfeld ist ein »Ozean« von Wellen und die Quelle für die sichtbare Realität; die Kronen dieser Wellen sind das, was die Materie darstellt. Das Schwingungsfeld liegt außerhalb unserer Wahrnehmung und ist ihre potenzielle Quelle, die aus ihm entsteht und dorthin zurückkehrt. Dieses Schwingungsfeld ist die Quelle aller Elementarteilchen, aus denen das sichtbare Universum besteht.

Hinter der Materie steckt ein Geheimnis.

Die Materie ist substanzlos – wir leben in der holografischen Realität, die wir selbst mit erschaffen und die der Entwicklungsebene unseres Bewusstseins entspricht. Es gibt keine objektive vorgegebene Realität. »Der Beobachter bestimmt die Beobachtung« – das heißt, die Realität als »lebendiger Rahmen« ist in ständiger Veränderung und folgt unserem Bewusstsein: unseren Gedanken, Überzeugungen, unserem Glauben und Wissen, unseren Erwartungen, Gefühlen etc. Das Bewusstsein erschafft die Realität und nutzt dazu das Gehirn, das die Schwingungsfrequenzen des Universums in die vierdimensionale Welt codiert (dreidimensionaler Raum und eindimensionale Zeit). Das Bewusstsein erschafft und steuert die Materie.

> ***Das menschliche Bewusstsein erzeugt die Information, die den Spin der Elektronen beeinflusst und dadurch die Bindungsfähigkeit von Atomen verändert.***
>
> Paul Davies, Quantenphysiker

Makro- und Mikrowelt haben eine ähnliche Struktur: Sowohl das Universum als auch ein Atom sind nach demselben Prinzip aufgebaut. Nach den Elementarteilchen der Materie, die durch gravitations- und elektromagnetische Felder verbunden sind, herrschen auf einer noch tieferen Ebene die Wellen des Vakuums, die Wellen der »Leere«, die Information als Grundlage der Materie.

Unser Bewusstsein »codiert« mithilfe unseres Gehirns und

der Sinnesorgane die Vibrationsfelder des Universums zur holografischen Realität, die wir als physikalische Realität wahrnehmen. Das bedeutet, dass wir die physikalische Realität erschaffen, indem wir einen kleinen Anteil der Vibrationsfelder des unendlichen Quantenfeldes als Bilder unserer Realität »interpretieren«. Jede »Realität«, jede Materie entsteht demnach aus vibrierenden Feldern des Universums, aus der Energie von verschiedener Schwingungsfrequenz und ist Konstrukt unseres Bewusstseins. Unser Leben ähnelt einem spannenden Computerspiel, das viele Ebenen und Unterebenen hat. Jede Ebene unserer Bewusstseinsentwicklung verschafft uns den Zugang zu neuen Dimensionen, zu neuen Möglichkeiten und bringt neue Herausforderungen mit sich.

Je tiefer wir in die Welt der Materie eindringen, umso mehr verstehen wir, dass die Welt, in der wir leben, eine perfekte Illusion ist. Oder in den Worten von Frederic Vester: »Es gibt einige Denker, die behaupten, dass alles, was erlebt wird, vorläufig und irreführend ist. ›Der Mensch ist ein Traumbild.‹ ›Dieses Universum ist ein Schatten.‹ Diese Aussagen erscheinen heutzutage als wissenschaftlich nachweisbar.«[8]

Die Welt verbirgt viele Geheimnisse vor dem Menschen. Das Leben ist unbegreiflich wie Gott. Wir werden das Leben nie bis ins Kleinste erfahren, das »Computerprogramm« ist unendlich kompliziert, und wir selbst sind ein Teil davon. Unsere Aufgabe besteht darin, in dieses »göttliche, hochkomplexe Computerprogramm« eigene »gewünschte Programme« zu integrieren und aus unserer physikalischen Realität ein Paradies, die gewünschte Realität, zu erschaffen – im göttlichen Sinn ein ewiges sinnvolles Leben in einem gesunden physischen Körper – für uns und für alle Lebewesen. Deshalb hat uns der »Große Programmierer« – Gott – sowohl mit dem schöpferischen Bewusstsein, mit seinem göttlichen Potenzial als auch mit einem freien Willen ausgestattet.

Nach den Erkenntnissen der Quantenphysik wird jedes Objekt durch zwei Faktoren bestimmt: durch die »Zutaten« und – noch wichtiger – durch die Information über die Anordnung dieser »Zutaten«: Atome, Moleküle sowie der Aufbau der Struktur.[9] Für viele Wissenschaftler ist daher die Information der fundamentale Baustein des Universums – und genau hier setzt die Russische Informationsmedizin an.

Auch die Materie unseres Körpers besteht aus Atomen und subatomaren Teilchen. Es ist möglich, mental, mit der Kraft des eigenen Bewusstseins, auf die Atome und subatomaren Teilchen und dadurch auf die Zellen und Organe des Körpers einzuwirken. Wir können die Materie unseres Körpers beeinflussen, wir können uns verjüngen und genesen. Es kommt nur auf die Entwicklungsebene unseres Bewusstseins an, also auf die Information, die wir »in uns tragen«: auf unseren Glauben, unser Wissen, Denken, den Fokus unserer Aufmerksamkeit, auf unsere Fähigkeit, uns zu konzentrieren und unser geistiges Potenzial sowie die Kraft unseres Bewusstseins dafür einzusetzen.

Auch unser Gehirn verfügt über viele uns noch unbekannte Fähigkeiten. In dem Maß, wie schnell sich unser Bewusstsein und dadurch das kollektive Bewusstsein entwickeln, sind wir fähig, unser Potenzial dafür einzusetzen. Die Materie wird in diesem Fall zu einer Art Knetmasse und folgt dem Bewusstsein des Menschen.

Es ist die Aufgabe von uns Menschen, den eigenen Horizont des Wissens zu erweitern, alte Denk- und Glaubensmuster und dadurch die Abhängigkeit von Alterung und Tod aufzuheben und anzufangen, die wahre Natur der Realität zu begreifen, um das Leben zum eigenen Wohl und zum Wohl aller Lebewesen bewusst zu erschaffen.

KAPITEL 5
Geist und Materie

Je tiefer man vordringt, desto mehr erkennt man, dass Materie nur Energie ist, über deren Herkunft man nichts sagen kann.
Max Planck

Die Erkenntnisse der Quantenphysiker gewähren uns einen neuen Blick auf unsere Welt: Alles ist mit allem verbunden – wir sind Teil eines Informations- und Energiefeldes, das unser gesamtes unendliches Universum erfasst und somit auch Teil eines universellen, allumfassenden Bewusstseins.

Wenn wir als Beobachter Einfluss darauf nehmen, was wir beobachten, so gestaltet unser Bewusstsein das, was wir wahrnehmen und als unsere »Realität« annehmen. Das bedeutet: Unsere Realität ist steuerbar.

Ohne den Beobachter – ohne Bewusstsein – gibt es keine Realität, sondern nur das Schwingungsfeld, das die Quelle der unendlichen Möglichkeiten darstellt. Das menschliche Bewusstsein kann gezielt auf diese Quelle einwirken und das Gewünschte zu seiner Realität werden lassen.

Der deutsche Physiker und Nobelpreisträger Werner Heisenberg sagte: »Wenn wir aus den atomaren Erscheinungen auf Gesetzmäßigkeiten schließen wollen, so stellt sich heraus, dass wir nicht mehr objektive Vorgänge in Raum und Zeit gesetzmäßig verknüpfen können, sondern Beobachtungssituationen. Nur für diese erhalten wir empirische Gesetzmäßigkeiten.«

Wir nehmen am Erschaffungsprozess unserer Realität teil und können nur die von unserem und vom kollektiven Bewusstsein erschaffene, »codierte« Realität wahrnehmen. Die wahre Realität als ein unendliches Schwingungsfeld können wir nicht erfahren, sie bleibt uns vorenthalten, es fehlen uns die »Sensoren« dafür. Wir können nur mit Modellen dieser Realität arbeiten, um näher an sie heranzukommen, um sie besser zu begreifen, um sie bewusst zu verändern und zum Wohl aller Lebewesen steuern zu lernen (siehe TEIL 2).

Der Biowissenschaftler Ulrich Warnke beschäftigte sich intensiv mit dem leeren Raum. In seinem Buch *Quantenphilosophie und Interwelt* fasste er zusammen: »Der subjektive Beobachter verändert die scheinbar objektive Wirklichkeit. Oder noch radikaler: Es gibt überhaupt keine objektive Wirklichkeit. Alles ist im Fluss. Entscheidend ist immer, welches Bewusstsein auf das Geschehen einwirkt – der Geist formt die Materie.«[10]

Verschiedene Wissenschaftler kamen unabhängig voneinander zu dem Schluss, dass es zwischen der atomaren und subatomaren Ebene eine Energie geben muss, die außerhalb von Raum und Zeit existiert: »die Kraft des Bewusstseins, die über quantenphysikalische Prozesse mühelos Verbindungen zwischen Geist und Materie herstellt«.[11]

Das bewusste Denken bringt winzige Energieaustausche mit sich, und deshalb ist nur eine quantenphysikalische Erklärung qualifiziert, das Bewusstsein zu beschreiben.

Niels Bohr

Warum ist es so wichtig, dem Bewusstsein eine eigene Energie-Entität zuzusprechen? Der Grund liegt darin, dass alle Quantensysteme in einer hierarchischen Abfolge zum Leben erweckt werden müssen. Bevor Bewusstsein und Wille einen Gedanken oder eine Idee in die Realität schalten, ist das Ziel als Möglichkeit bereits vorhanden – denn alles existiert zunächst als Wellenfunktion im Meer aller Möglichkeiten. Wellenfunktionen für potenzielle Eigenschaften sind im gesamten Universum ausgebreitet. Sie unterliegen weder Raum noch Zeit. Es sind pure Informationen.

Ulrich Warnke[12]

Das allumfassende Bewusstsein ist der Ursprung und die Quelle des Daseins. Es ist primär und unendlich, lebendig und unsterblich. Durch verschiedene Frequenzen des Bewusstseins entstehen verschiedene Ebenen, Dimensionen oder Welten: Bei einer Schwingungsfrequenz des Bewusstseins entsteht eine Welt, bei einer anderen entsteht eine andere Realität. So kann man die unendliche Anzahl von Parallelwelten erklären.

Alles auf der Welt – alle Objekte, ob belebt oder unbelebt, Gedanken, Worte, Emotionen, Licht etc. – sind auf der Quantenebene nur Energiewellen mit einer unterschiedlichen Schwingungsfrequenz. Jeder Mensch als Teil des allumfassenden Bewusstseins (von der Quantenebene aus gesehen gibt es keine Materie und somit auch keinen physischen Körper, so wie wir gewohnt sind, ihn wahrzunehmen) hat seine eigene Schwingungsfrequenz, erschafft die Realität mit und nimmt an dem kosmischen Spiel und an seinem Entwicklungsprozess teil. Auch unseren körperlichen Zustand bestimmen unsere Schwingungsfrequenzen: unsere Gedanken, Gefühle, Glaubenssätze etc. Durch neues Wissen, durch den individuellen Entwicklungsprozess, die eigene Willenskraft kann man die Schwingungsfrequenzen des eigenen Bewusstseins und des Körpers anheben und dadurch den eigenen Gesundheitszustand und die Qualität der Materie des Körpers verbessern. Die Materie als »lebendige Substanz« ist sekundär: Sie folgt immer dem Bewusstsein, dem Geist des Menschen, seinem Blickwinkel und seinen Gedanken, dem Fokus der menschlichen Aufmerksamkeit. Durch das nötige Wissen, Bewusstseinsentwicklung, Willenskraft und Glauben ist es möglich, Genesung und Verjüngung zu bewirken, einen ewigen physischen Körper zu erschaffen und unser Schicksal als Menschheit zu bestimmen.

Ihr Körper ist Ihr Universum, in dem Sie Gott sind. Ihre Zellen und Organe, sogar Ihre Atome und subatomaren Teilchen »hören« und reagieren auf alle Ihre Gedanken und Gefühle und sind immer bereit, Ihnen zu folgen. Alle Ihre Gedanken, Gefühle, Emotionen, die Sie ausstrahlen, erhalten Sie nach dem »Spiegelgesetz« um ein Vielfaches verstärkt aus dem Universum zurück. Sie beeinflussen Ihren Gesundheitszustand und Ihr Leben. Durch sie verbinden Sie sich (gehen in Schwingungsresonanz) bewusst oder unbewusst mit

Energiefeldern, die Sie mit Ihrer Energie speisen und die auf Sie einwirken. Alles in dieser Schöpfung unterliegt dem Resonanzgesetz: Gleiches zieht Gleiches an. So verbinden Sie sich mit den Informationsfeldern, die Ihren Gedankenmustern, Ihren Emotionen und Ihrem Glauben entsprechen. Deswegen ist es wichtig zu lernen, die eigenen Schwingungsfrequenzen anzuheben, auf eigene Gedanken, Gefühle, Emotionen, Glaubenssätze zu achten und sie, falls nötig, zu verändern, um zu genesen, um sich zu verjüngen, um die Umstände des Lebens zum Guten für sich und für alle Beteiligten zu verändern. Indem wir eigene Gedanken, Gefühle, Emotionen, Überzeugungen und Glaubenssätze verändern, verändern wir die eigene und dadurch die gesamte Welt, machen sie besser, reiner, lichtvoller. Unser gemeinsamer Planet Erde ist unser Zuhause, die gesamte Menschheit ist unsere Familie.

Nur relativ wenige Menschen stellen sich die Frage: Was ist die Welt, in die wir hineingeboren sind? Was ist die Materie, und was steht »dahinter«? Wie kann man einen bewussten steuernden Einfluss darauf nehmen? Wir lernen das kaum in der Schule oder von unseren Eltern, und die Quantenphysik ist auch nicht jedermanns Sache. Und so vergessen wir, dass wir nach dem göttlichen Antlitz erschaffen sind, und lernen nicht, unser göttliches Erbe bewusst einzusetzen und die gewünschte Realität für alle zu erschaffen. Mit der Zeit sehen wir uns sogar oft als Opfer und nicht als Baumeister unseres Lebens.

Da die Materie immer unserem Bewusstsein folgt (unseren Gedanken, unserem Glauben, unseren Überzeugungen etc.), manifestieren wir Alterung und Tod, Leid und Schmerzen. Wir halten sie für natürlich und verherrlichen sie sogar. Der Schöpfer hat uns aber nach seinem Antlitz ewig erschaffen, und dieses Potenzial tragen wir immer in uns. Wir haben uns nur davon abgewandt, weil wir nicht daran glauben und es nicht für möglich halten. Wenn wir die Ewigkeit erreichen wollen, dann sollten wir diese in uns erkennen und uns damit befassen, an sie denken, uns auf sie einstellen, daran glauben und in unser tägliches Leben integrieren. »Lernen, in der Materie ewiges Leben zu denken«, wie Grigori Grabovoi sagt – weil wir nur die Welt wahrnehmen können, die in unserem Bewusstsein ist, die Welt, an die wir glauben und die wir für möglich halten. Die Materie und alles um uns, das ganze Universum als »lebendige Substanz«, folgen immer unserem tiefsten Glauben, unseren Überzeugungen, Erwartungen und dem Fokus unserer Aufmerksamkeit. Der Mensch als höheres Wesen sollte bestimmen können, wo der Fokus seiner Aufmerksamkeit liegt, denn dies ist entscheidend für die Realität, die er erschafft. Die Gedanken sowie der Glaube an das ewige Leben und die ewige Jugend erschaffen diese Realität, besonders wenn sie zu Massengedanken und zur allgemeinen tiefen Überzeugung werden, wenn sie zu unserem Alltag gehören, weil das Massenbewusstsein die Realität erschafft und widerspiegelt. Wenn die Menschheit an ewiges Leben und ewige Jugend glaubt und sich darauf einstellt, verändert sie dadurch mit der Zeit die Materie des Körpers sowie die gesamte Realität um uns in diese Richtung (»die Materie zieht nach«). Die physikalische Realität macht das scheinbar Unmögliche möglich. Die Materie und die Welt passen sich dem menschlichen Gedanken und Glauben, den Bedürfnissen des Menschen immer an.

Wir tragen in uns schon das nötige Wissen, die nötige Macht und Kraft, die Ewigkeit und Unendlichkeit und können dies durch die Entwicklung unseres Bewusstseins, unseren freien Willen und festen Entschluss aktivieren, weil das göttliche Bewusstsein unsere wahre Natur ist.

Wir leben in einer kollektiven Realität, in der Realität, die durch das kollektive Bewusstsein (das Bewusstsein aller Menschen) erschaffen ist und dem Mittelwert des Bewusstseins aller Menschen entspricht. Ein weit entwickeltes kollektives Bewusstsein erschafft eine neue Realität. Ein Sprung im Bewusstsein der Menschen führt zu einer Veränderung der menschlichen Existenz und erschafft die Unzerstörbarkeit des menschlichen Körpers.

Außerdem lebt jeder von uns in seiner eigenen Welt, die er bewusst oder unbewusst mit erschafft und steuert und für die er die Verantwortung trägt. Alles in Ihrer Welt ist durch Sie beeinflussbar. Ihre Konzentrationsfähigkeit, die Ebene Ihrer Bewusstseinsentwicklung, Ihr Wissen und Ihre Willenskraft sind Ihr höchstes Gut, das Ihnen die Macht über die Materie und somit auch über Ihren Körper und Ereignisse verleiht.

In Ihrer eigenen Welt ist vieles möglich, Ihre Möglichkeiten und Fähigkeiten liegen in Ihrer Hand. Indem Sie Ihre eigene Welt positiv verändern, verändern Sie die gesamte Welt und entwickeln somit das kollektive Bewusstsein. Ihre positive Erfahrung geben Sie an andere Lebewesen weiter.

Die Harmonie dieser Welt, Kriege und Frieden, Hölle und Paradies auf unserem Planeten sind daher auch von Ihnen abhängig.

Es gilt, das eigene und somit das kollektive Bewusstsein zu entwickeln. Zerstörerische unbewusste Programme und Überzeugungen in uns (wie Tod, Alterung, Krankheiten etc.) gilt es durch das Gewünschte zu ersetzen, sich von fremden und destruktiven Programmen, Gedanken und Überzeugungen zu befreien und zu lernen, bewusst die gewünschte Realität zum Wohl aller Lebewesen zu erschaffen. Unsere physikalische Realität, die Welt der Wirkung, ist sekundär. Unser Bewusstsein stellt die Welt der Ursachen dar und ist somit primär.

Das Ziel des Lebens ist das Leben selbst, das kosmische Spiel und die ewige harmonische Entwicklung als der Weg zu

Gott, in die Einheit. Das Ziel ist die gewünschte Realität, das Leben zu erschaffen, das glücklich, fröhlich, harmonisch und sogar ewig dauern kann, im ewig gesunden, jungen Körper. Genug der leidvollen Erfahrungen von Generationen von Menschen! Wenn die Menschheit versteht, worauf es ankommt, wenn sie die Möglichkeiten erkennt, sich im Geist vereint, sich gemeinsame Ziele setzt und lernt, das Gewünschte durch ein neues Wissen, durch einen veränderten Blickwinkel für möglich zu halten, sich mit dem Gewünschten (ohne Zweifel und Misstrauen) im Geist beschäftigt und begreift, dass der physische Tod sowie Alterung und Krankheiten nur die unbewusste Wahl der Menschheit sind, wird es ihr gelingen, eine neue Welt zu erschaffen, die frei von Leiden, Alterung und Tod ist. Alles ist möglich in diesem unendlichen Schwingungsfeld, das die Quelle unserer Realität, die lebendige göttliche Schöpfung darstellt. Wir müssen es nur von ganzem Herzen wünschen, es für möglich halten und in unser ständiges Denken und Tun integrieren. Außer uns wird es niemand tun, weil das Gesetz des menschlichen freien Willens Priorität besitzt und jeder von uns selbst der lang erwartete »Erlöser« ist. Der Glaube an vollkommene Gesundheit, an ewiges Leben und ewige Jugend sollte unsere alltäglichen Gedanken bestimmen. Nur so können wir unseren freien Willen bezeugen und die Realität in die gewünschte Richtung lenken.

Lassen Sie uns einen tieferen Blick auf die Kraft des Bewusstseins werfen, bevor wir uns der Steuerung der Realität zuwenden und den Jungbrunnen in uns selbst entdecken.

KAPITEL 6
Bewusstsein und Gedanken

Erklärt man die Quantentheorie entsprechend einer idealistischen Metaphysik, so kommt man letzten Endes zu einer idealistischen Wissenschaft, wo Bewusstsein an erster Stelle steht und Materie zu zweitrangiger Bedeutung verblasst.
Amit Goswami

Menschliches Bewusstsein erzeugt Informationen, die die Drehrichtung der Elektronen beeinflussen und die Bindungsfähigkeit der Atome verändern.
Paul Davies

Gott als absolutes Bewusstsein hat sich in unendliche Formen und Wesenheiten vervielfältigt, in unendliche Variationen der Manifestation. Die ganze Vielfalt der Erscheinungsformen ist jedoch nur die Manifestation eines einzigen absoluten Bewusstseins. Die uns umgebende Welt ist vom Bewusstsein aller Lebenden erschaffen und entspricht dem Mittelwert des Bewusstseins aller Lebewesen.

Die Entwicklungsebene des kollektiven Bewusstseins, des Bewusstseins von allen Menschen, spiegelt sich in unserer Realität wider und bestimmt sie. Alles, was wir Menschen erschaffen und erleben, ist das Produkt unseres kollektiven Bewusstseins. Die Bilder unserer Realität zeigen uns, was im Innern der meisten Menschen abläuft. Das, wovon wir überzeugt sind, was wir erwarten, an was wir glauben, was wir für die »Gesetze unserer Realität« halten, materialisieren wir in unsere Welt. Die Qualität der menschlichen Gedanken, Glaubenssätze, Gefühle, Worte ebenso wie die Programme unseres Unterbewusstseins zeigen den Mittelwert der Entwicklungsebene des kollektiven Bewusstseins. Sie bestimmen die Qualität der physikalischen Realität und der Materie unserer Körper, weil der menschliche Körper auch ein Spiegelbild des kollektiven Bewusstseins ist.

Wir Menschen haben viele destruktive Programme in unserem Unterbewussten und Unbewussten: Wir sind fest davon überzeugt, dass der Tod und die Alterung unausweichliche Teile unseres Lebens sind. Dieses kollektive Denken infiltriert uns seit unserer Kindheit, weil wir dies täglich hören, lesen und mit eigenen Augen sehen. Wir sind fest davon überzeugt, dass »alle Menschen sterben und altern« und somit auch wir selbst. Wir wollen leben wie »alle« und halten die Geschehnisse, die wir ständig in der Welt beobachten, für kaum veränderbar. Unser schlafendes Bewusstsein ist daran gewöhnt, sich mit Kleinerem zu begnügen, und ist bereit, die Arbeit für die Änderung der Realität (beispielsweise Verjüngung und ewiges Leben) den anderen zu überlassen, um nicht belächelt zu werden. Dadurch verschieben wir die gewünschte Realität – die Freude des ewigen Daseins und der ewigen Jugend – auf unbestimmte Zeit.

Die »Volljährigkeit der Menschheit«, so schrieb der Philosoph Nicolai Fjodorow, zeigt sich dagegen durch einen hoch entwickelten Zustand des Bewusstseins – dann, wenn die Menschheit sich mit der Lösung ihrer wichtigsten Aufgabe befasst: dem Problem der Krankheiten, der Alterung und des Todes. Und diese Aufgaben sind tatsächlich zu lösen, weil unsere Realität die Entwicklungsebene unseres Bewusstseins widerspiegelt. Je mehr Menschen eine Idee teilen, etwas für möglich halten, sich in Gedanken damit befassen etc., umso schneller wird diese Idee in der Realität Form annehmen.

Das Bewusstsein jedes Einzelnen ist ein Teil des kollektiven Bewusstseins. Um das kollektive Bewusstsein zu entwickeln, ist es daher wichtig, am eigenen Bewusstsein zu arbeiten und zuerst sich selbst von destruktiver Information wie Krankheit, Alterung und Tod zu befreien. Sich selbst zu fragen: »Welche Gedanken dominieren bei mir? Wo liegt der Fokus meiner Aufmerksamkeit? Bin ich glücklich und gesund und unterstütze dadurch die Gesundheit, das Glück und die Freude auf unserem Planeten? Oder erschaffe ich unbewusst für mich selbst und die anderen ›die Hölle‹, das heißt Krankheiten, Leid und Schmerz?«

Da, wo der Fokus unserer Aufmerksamkeit liegt, »fließt« unsere Energie und entsteht die Materie. Denn unsere Gefühle und Gedanken, Glaubenssätze und Überzeugungen sind ein Teil des kollektiven Bewusstseins, sie erschaffen die Realität sowohl für uns als auch für unsere Mitmenschen. Jeder von uns »zählt«.

»Der Himmel« – die Schöpferkraft des Bewusstseins – hat manifestierende Eigenschaften und ist in jedem von uns. Der Schöpfer hat den Menschen nach seinem Abbild erschaffen und mit göttlichen Fähigkeiten ausgestattet, die ihm die Möglichkeit geben, am Erschaffungsprozess teilzunehmen. Das Bewusstsein eines jeden von uns hat die Eigenschaft, auf die Elementarteilchen der Materie einzuwirken und die Realität zu verändern. Wir tragen diese schöpferische Kraft in uns, die Kraft unseres Bewusstseins, die sich durch unsere Gedanken, Gefühle, Worte und unseren Glauben zeigt und auf materieller Ebene die Realität unseres Lebens formt.

Unser Unterbewusstsein steuert alle Prozesse unseres Körpers und bestimmt unsere Gesundheit, hat enormen Einfluss auf die Ereignisse des Lebens und unser Schicksal.
Wer steuert diese 60 bis 70 Billionen Zellen des menschlichen Körpers? Wer steuert die Abertausende von chemischen Prozessen, die jede Sekunde in unseren Zellen stattfinden? 95% dieser Arbeit übernimmt unser Unterbewusstes.

Der Begriff »Unterbewusstsein« entstand im Jahr 1889 durch Pierre Gane. In seiner philosophischen Dissertation schrieb er, dass das Unterbewusstsein »die Region des schnellen Gedächtnisses« ist, wo sich oft wiederholende und vor allem unbewusste Gedanken »aufgeschrieben« werden. Diese »schlagen« tiefe Wurzeln in unserem Unterbewussten und werden zu Programmen, die tief in uns wirken, unsere Gefühle, Überzeugungen, Gedanken und dadurch unser Leben bestimmen. Entsprechend dieser Programme trifft unser Gehirn augenblicklich seine Entscheidungen.

Unser Schicksal ist die Summe aller Programme unseres Unterbewusstseins. Diese Programme zu ändern bedeutet, sein Schicksal zu ändern. Um die Programme des Unterbewussten zu verändern, müssen wir lernen, alte, ungewünschte Programme zu erkennen und durch neue zu ersetzen.

Welches »Kinoprogramm« läuft in Ihrem Kopf ab? Was denken und fühlen Sie? An was glauben Sie, und was erwarten Sie im Leben? Der gleiche Film »läuft« auch auf dem Bildschirm Ihrer Realität. Was Sie erwarten, das werden Sie im Leben empfangen. Was Sie vom Leben denken, erfahren Sie in Ihrer Realität. Je nachdem, welche Programme in Ihrem Unterbewusstsein gespeichert sind, zeigt es sich als Ihr Freund und Diener oder als Ihr Feind und Verhängnis. Die Realität ist ein »dreidimensionaler Bildschirm«, auf den die Programme Ihres Unterbewussten projiziert werden. Daher ist es möglich, das Drehbuch des Lebens zu verändern.

Es ist wichtig, aus dem Unterbewussten die schädlichen, negativen und destruktiven Programme zu entfernen, die sich in negativen, zerstörerischen Gedanken und Glaubenssätzen, in den Erwartungen und Gefühlen zeigen, und sie durch erstrebenswerte positive, lebensfördernde Programme zu ersetzen. Zum Beispiel: Wenn Sie sich verjüngen möchten, jedoch nicht daran glauben, werden Sie es auch kaum erreichen. Hier wäre es sinnvoll, an die Verjüngung, die eigenen Fähigkeiten und den Erfolg zu glauben und ein neues Programm in das Unterbewusstsein aufzunehmen. Das bedeutet, dieses nicht nur zu wünschen, sondern auch für möglich und machbar zu halten.

Das Leben ist ein Spiegel und reflektiert das zurück, was der Denker in es hineindenkt.

Ernest Holmes

Die Gedanken des Menschen sind das Hauptelement seines Bewusstseins.

Der menschliche Gedanke hat schöpferische Fähigkeiten: Er verändert die Information des Raumes und dadurch die Energie und Materie, bringt den Menschen in Resonanz mit den gleich schwingenden Energien des Universums und erschafft seine Realität.

Alte Weisheiten besagen: »Sag mir, woran du denkst, und

ich sage dir, welche Krankheiten du hast.« Oder: »Bevor du etwas denkst, denke nach!« Oder: »Leben wird zu dem, was du darüber denkst.«

Es liegt in unserer Macht zu entscheiden, welche Gedanken wir denken. Wir können uns auf bestimmte positive Gedanken konzentrieren und destruktives Denken nicht zulassen. Wir alle sollten der Zensor unserer eigenen Gedanken sein. Der Mensch als höheres schöpferisches Wesen sollte bestimmen können, woran er denkt, und sich bewusst sein, dass seine Gedanken die Realität erschaffen, sowohl die persönliche als auch die kollektive. Das, was wir denken, ziehen wir gemäß dem Gesetz der Anziehung in unser Leben hinein. Umso wichtiger ist es, sich von fremden Gedanken, Einflüssen, Glaubenssätzen und dem »Schubladendenken« zu befreien und »gegen den Strom« zu denken.

Wenn Sie Ihrem Bewusstsein erlauben, alle Gedanken und Glaubenssätze unserer Gesellschaft ohne Kontrolle anzunehmen, werden Sie bald zum Sklaven dieser Gedanken. Negative Gedanken, Gefühle, Erwartungen und Glaubenssätze erzeugen Krankheiten und entsprechende negative Lebensumstände. Der unkontrollierte logische Verstand erschafft Probleme, Krankheiten und Blockaden und versklavt das Bewusstsein, hält es im »Gefängnis« der äußeren Eindrücke. Wenn wir Sklaven unseres Verstandes und unserer Gedanken sind, sind wir Sklaven dieser Realität und sind Krankheiten, (Natur-)Katastrophen, der Alterung und dem Tod ausgeliefert. Durch Konzentration auf das Negative, durch Ängste, negative Emotionen und Gefühle verderben wir unser Leben und geben uns keine Möglichkeit, unser göttliches Potenzial zu entfalten.

Deswegen ist es wichtig, den Fokus der Aufmerksamkeit, die Gedanken auf das zu richten, was wir möchten und brauchen, und nicht auf das, was der Verstand und die Umstände uns gerade »servieren«. Lernen Sie, bewusst den gewünschten und nützlichen Gedankenstrom zu erzeugen. Lernen Sie, Ihre eigenen Gedanken von fremden zu unterscheiden. Lassen Sie nur jene Gedanken zu, die Ihnen Gesundheit, Glück, Harmonie und Güte bringen, und trennen Sie sich von solchen, die das Gegenteil bewirken. Werden Sie zum Herrn über Ihre Gedanken und Gefühle, Glaubenssätze und Emotionen und dadurch über Ihr Schicksal. Erlangen Sie die Freiheit, Ihr Schicksal nach eigener Wahl zu gestalten. Indem Sie Ihren Verstand besiegen und Macht über ihn bekommen, erhalten Sie Macht über Ihr Leben. Sie werden zum Schöpfer und Herrn Ihrer Realität.

»Die Realität ist die Natur unseres Verstandes.«
Der Buddha

Lernen Sie, Ihren Verstand und Ihre Logik zum wertvollen Instrument für die Steuerung Ihrer Realität zu »erziehen«. In demselben Maß, in dem Sie lernen, Ihren Verstand zu lenken, lernen Sie, Ihre Realität bewusst zu steuern.

Lernen Sie, Ihren Verstand zu dressieren, anzuhalten, auf einen bestimmten positiven Gedanken einzustimmen, den Gedankenfluss in die gewünschte Richtung zu verändern. Wenn Sie Ihren Verstand besiegen, wird er zu Ihrem besten Freund, wenn er Sie besiegt, wird er zu Ihrem schlimmsten Feind, er wird Sie versklaven. Wenn wir denken, dass wir etwas können oder nicht können, haben wir in beiden Fällen recht. Daher sind alle Grenzen des logischen Bewusstseins und Denkens künstlich erzeugt – lernen Sie, sie zu überwinden!

Die Qualität unserer Gedanken entspricht der Entwicklungsebene unseres Bewusstseins. Lichtvolle, glückliche, harmonische, liebevolle, dankbare Gedanken charakterisieren den Menschen mit hoch entwickeltem Bewusstsein.

Auf welcher Welle das Radio eingestellt ist, entscheidet, welches Programm es empfangen wird. So ist es auch mit unserem Bewusstsein: Seine Schwingungsfrequenzen bestimmen die Realität, die wir erschaffen und wahrnehmen. Wenn das Bewusstsein des Menschen hoch entwickelt ist, nimmt der Mensch eine andere, viel lichtvollere Welt mit neuen, höheren Möglichkeiten wahr. Dies ist wie ein höherer Level in einem Computerspiel. Jeder Level hat seine neuen Möglichkeiten, und je höher der Level ist, desto mehr Möglichkeiten bietet das Computerprogramm, und umso spannender ist das Spiel. Je höher unser Bewusstsein entwickelt ist, umso glücklicher und vollkommener ist die Realität, die wir erschaffen und wahrnehmen.

Die Qualität der Materie unseres Körpers entspricht auch der Entwicklungsebene des Bewusstseins. Wenn wir die Grenzen unserer Logik überwinden und das Gewünschte für möglich halten, lernen wir, unser Bewusstsein zum Erreichen der neuen Ziele richtig einzusetzen.

Der Evolutionsprozess der Menschheit ist nicht möglich ohne Bewusstseinsentwicklung der Menschen.

Die Erkenntnisse der alten Mystiker und der modernen Quantenphysik über die Entstehung der Materie und Realität zeigen uns, dass der Körper des Menschen – wie die Form der menschlichen Existenz – mit der Bewusstseinsentwicklung der Menschheit in Verbindung steht und mit der Kraft des Bewusstseins in die gewünschte Richtung verändert werden kann.

Mit den Techniken der Russischen Informationsmedizin

beschleunigen wir die Entwicklung unseres Bewusstseins, lernen, die Realität zu steuern, unsere Gedanken, Gefühle und Glaubenssätze bewusst zum Positiven zu verändern und dadurch unser Leben nach eigenen Wünschen harmonisch für alle bewusst zu gestalten. Die Russische Informationsmedizin lehrt die Kunst der steuernden Konzentration. Die Konzentration der Aufmerksamkeit ist die höchste Fähigkeit des Menschen. Sie entwickelt seine göttlichen Fähigkeiten und gibt ihm Macht über die Materie. Alle Steuerungen (Konzentrationen, Techniken) der Russischen Informationsmedizin werden in einem bestimmten erweiterten Zustand des Bewusstseins durchgeführt: im leichten Trancezustand (sowohl im Alpha- als auch Theta-Zustand des Gehirns) und in dem steuernden und hohen Zustand des Bewusstseins. Im erweiterten Zustand des Bewusstseins sieht sich der Mensch als untrennbarer Teil dieser Welt und ist sich der ständigen Veränderung der Materie bewusst. Der hohe Zustand des Bewusstseins ist der Zustand der bedingungslosen Liebe, der Dankbarkeit und unendlichen Freude am Dasein.

Die Russische Informationsmedizin lehrt, wie man Gedanken, Gefühle, Glaubensmuster und die Programme des Unterbewussten durch die Konzentration des Bewusstseins verändern kann. Somit wird ein schnelles Bewusstseinswachstum erreicht und dadurch die gewünschte Realität zum Wohl aller Beteiligten bewusst erschaffen.

Liebe Leserin, lieber Leser, Sie haben ewige Jugend, optimale Gesundheit, unendliche Freude des Daseins, unvergängliches Glück und ewiges Leben gewählt. Das ist die beste Wahl! Unser Leben und unsere Gesundheit sind von unschätzbarem Wert. Lassen Sie sich in das Geheimnis der Zeit, des ewigen Lebens und der ewigen Jugend einweihen, bevor wir uns in Teil 2 dieses Buches der Arbeit an unserem Bewusstsein widmen.

KAPITEL 7

Das Phänomen der Zeit

Die Zeit ist ein Produkt unseres Bewusstseins.
Mit der Entwicklung des Bewusstseins der Menschen wird die Materie immer dynamischer, und die Zeit verliert an ihrer Aktualität.
Grigori Grabovoi

In unserem Glaubenssystem hängt Alterung eng mit der Zeit zusammen. Dabei weiß keiner genau, was Zeit überhaupt ist. Wir haben gelernt, dass die Zeit unbarmherzig von der Vergangenheit in die Zukunft läuft und uns beständig altern lässt. Aber gibt es wirklich ein konstantes lineares Voranschreiten der Zeit?

Innerlich haben wir alle schon die Erfahrung gemacht, »aus der Zeit zu fallen«. Dann kommt es uns so vor, als dehne sich die Zeit unendlich oder stehe gar still. Umgekehrt gibt es Augenblicke, die so schnell verstreichen, dass wir sie nicht einfangen können. Dann hingegen kommt es uns so vor, als würde die Zeit nur so »dahinrasen«.

Wenn wir unsere Konzentration auf den gegenwärtigen Augenblick richten, merken wir, welche Kraft in diesem Fokus liegt – in jenem winzigen Moment, der nicht vergangen und noch nicht geboren ist. Dieser Moment des »Jetzt« lässt sich zeitlich nicht fassen. Er ist ein Bewusstseinszustand, den wir fokussieren und damit unsere Energien auf einen Punkt ausrichten, der uns mit allen Sinnen augenblicklich präsent sein lässt.

Zeit ist relativ

Die Wissenschaftler hingegen sprechen von der Abwesenheit der Zeit, von der vieldimensionalen Zeit, von der Zeit als Produkt des menschlichen Bewusstseins, von der subjektiven Zeit. Es ist sogar die Rede davon, dass sich nicht nur die Zukunft, sondern auch die Vergangenheit durch einen Impuls aus der Gegenwart (Quantenphysik) beeinflussen lässt. Nach Ansicht der Wissenschaft ist die Zeit vom Raum abhängig. Man spricht von einem Raum-Zeit-Kontinuum. Albert Einstein hat schon vor Jahrzehnten behauptet, dass Vergangenheit, Gegenwart und Zukunft so wie die Zeit nur eine hartnäckige Illusion seien und alles gleichzeitig geschehe.

Einsteins Allgemeine Relativitätstheorie beschäftigt sich mit der Beobachtung, dass die Schwerkraft die Raumzeit verbiegt und die Zeit verändert. Die Zeit vergeht umso langsamer, je stärker ein Gravitationsfeld wirkt. Diese Beobachtung galt lange Zeit als bloße Theorie. Erst vor kurzem konnte die Krümmung der Raumzeit von amerikanischen Forschern nachgewiesen werden. Damit wurde Einsteins Theorie nach mehr als hundert Jahren mit modernen Messmethoden wissenschaftlich bestätigt.

Russische Forschungen und Beobachtungen

Einige führende Forscher und Gelehrte der Russischen Akademie der Wissenschaften, die sich mit dem Phänomen der Zeit beschäftigt haben, kommen zu folgendem Ergebnis:

- Zeit ist eine Art Energie, die ihrerseits Geschwindigkeit, Masse und Dichte hat.
- Alle Prozesse in der Welt gehen mit Aufnahme (Absorption) und Abgabe der Zeit einher.
- Obwohl das Licht von weiten Planeten durch das Weltall Millionen von Jahren braucht, bevor es die Erde erreicht, ist die Zeit in unserer Dimension überall und sofort präsent. Aus der Sichtweise der russischen Wissenschaftler ist Zeit ist nur eine virtuelle Realität, die allein in unserer physikalischen Welt existiert.
- Zeit ist kein absoluter Begriff, sondern relativ.

Zwar können wir die Zeitlänge messen, dennoch hat jeder Mensch eine eigene Wahrnehmung der Zeit: Jeder hat sein eigenes Zeitgefühl und verfügt über eine innere biologische Uhr.

Die Zeit strukturiert unseren Alltag, hilft uns in der physikalischen Realität, uns zu orientieren, und definiert unsere Vergänglichkeit, Gegenwart und Zukunft. Nach der Auffassung der Russischen Informationsmedizin ist Zeit ein Produkt des kollektiven Bewusstseins, ein Teil unserer holografischen Realität, der Illusion, die wir erschaffen, und stellt kein Hindernis für unsere Verjüngung und ewiges Leben dar. Sie existiert nur auf der materiellen Ebene. Für unsere Seele und unseren Geist gibt es keine Zeit.

In Russland gibt es viele erstaunliche Berichte zum Thema Zeitphänomene und Zeitreisen sowie einige naturwissenschaftliche Filme zu diesem Thema.

So wurden zum Beispiel mehrere Bücher über das Phänomen der Schlüsselburg geschrieben, dem Kerker auf der kleinen Insel des Flusses Newa in Sankt Petersburg. Die Schlüsselburg nahe Sankt Petersburg galt als einer der schlimmsten

Kerker des Zarenreiches. Doch sie barg ein Mysterium, über das heute noch viel berichtet wird. Trotz des unwirtlichen Klimas verließen die Gefangenen den Kerker gesund und verjüngt, obwohl viele mit Tuberkulose in fortgeschrittenem Stadium (zur damaligen Zeit eine weitverbreitete Krankheit) und sogar in bettlägerigem Zustand in den Kerker eingeliefert worden waren. Als Grund dafür wurde angenommen, dass die Schlüsselburg ein zeiträumliches Portal besaß, das den Gefangenen das Zeitreisen ermöglichte. Und nach Albert Einstein führt eine Rückwärtsbewegung in der Zeit gemäß den physikalischen Gesetzen zu einer Verjüngung.

Die Legende der Schlüsselburg begann aber bereits früher. Sie geht zurück auf Walerian Lukasinski, einen polnischen Aktivisten, der vom russischen Regime wegen Gehorsamsverweigerung verhaftet worden war. Im Jahr 1831 wurde er in der Schlüsselburg mit fortgeschrittener Tuberkulose inhaftiert.

Lukasinski hatte sich schon davor sehr intensiv mit dem Mythos des »Ewigen Juden« beschäftigt, und man erzählte sich sogar, dass er von jenem selbst das »Rezept des ewigen Lebens« bekommen habe.

Während seiner Zeit im Kerker schrieb er ein Tagebuch, das jedoch nach seinem plötzlichen Verschwinden aus der Zelle unauffindbar war (sein Leichnam wurde nie gefunden).

Es mag eine Ironie des Schicksals gewesen sein, dass 1884 der Adlige Nikolai Morosow wegen Verbreitung revolutionären Gedankengutes in derselben Zelle inhaftiert wurde. Morosow war Freimaurer und hatte sich auch mit Geheimwissenschaften beschäftigt. Er fand das geheime Versteck des Tagebuches und entzifferte Lukasinskis Aufzeichnungen.

Nach einem Vierteljahrhundert wurde er aus der Haft entlassen und verließ die Schlüsselburg um mehrere Jahre verjüngt.

Der russische Geheimdienst zeigte großes Interesse an Morosow. Seit 1906 lehrte er an der Sankt Petersburger Universität als Astronom und Chemiker. Zwölf Jahre später wurde ihm die Leitung des großen naturwissenschaftlichen Lesgaft-Forschungszentrums übertragen, wo er das Phänomen der Zeit erforschte. Er war überzeugt davon, dass man sich in der Zeit in beide Richtungen bewegen könne. Seine Arbeiten waren wegweisend für nachfolgende Wissenschaftler.

Forschungen in Deutschland

Während der Zeit des Nationalsozialismus hatte man großes Interesse am Wissen alter Zivilisationen sowie an dem Phänomen der Zeit. Königsberg (Kaliningrad) war die Geburtsstadt des Philosophen Immanuel Kant, der sich in der transzendentalen Ästhetik intensiv mit dem Begriff der Zeit auseinandergesetzt hatte. Ein Denkmal des Bildhauers Christian Daniel Rauch zu Ehren Kants wurde vor dem Einzug der Roten Armee vergraben und nach dem Bericht des Historikers Sergej Trifonow im Geheimbunker von General Lasch gefunden, dem letzten Kommandanten der Festung Königsberg.

Einem russischen Bericht zufolge fand man in diesem Bunker ein magisches Tor, das mit Runen und anderen geheimen Zeichen verziert war, die man allerdings bis heute nicht entziffern kann. Noch kann dieses magische Tor also nicht geöffnet und entschlüsselt werden. Man geht allerdings davon aus, dass dieses Tor mit dem Phänomen der Zeitreisen in Verbindung steht.

Teleportation

Deutsche Naturwissenschaftler, allen voran Albert Einstein mit der Speziellen Relativitätstheorie, haben mit gravitations- und elektromagnetischen Feldern experimentiert, um Felder in der Raumzeit zu bewegen und zu verändern.

Zur Tarnung eines Kriegsschiffes führten amerikanische Forscher 1943 das geheime Experiment »Philadelphia« durch. Auf dem amerikanischen Schiff Eldrige wurden Generatoren installiert, die starke Magnetfelder erzeugten. Nach dem Augenzeugenbericht eines Matrosen auf einem anderen Schiff wurde der Zerstörer beim Experiment für eine Viertelstunde unsichtbar. Währenddessen wurde das Schiff in einen knapp 200 Seemeilen entfernten Kriegshafen teleportiert und dort gesichtet. Anschließend materialisierte es sich wieder genau an der Stelle, an der es zuvor verschwunden war. Es hieß aber, dass sich das Schiff nicht wieder korrekt zusammengesetzt habe. Ein Teil der Besatzung sei beim Experiment umgekommen. Andere wiesen Verbrennungen und psychische Störungen auf. Angeblich soll der hoch geachtete Erfinder und Physiker Nikola Tesla (1856–1943) an diesem Experiment beteiligt gewesen sein.

Forschungen wie diese zeigen, dass sich unser Verständnis von der Zeit erst am Anfang befindet.

Phänome der Koinzidenzen

Den Phänomenen der Zeit zufolge hat die Zeit selbst ein Gedächtnis und kann Ereignisse wiederherstellen und sogar auf das Schicksal des Menschen Einfluss nehmen. Der Psychiater C.G. Jung, der sich unter anderem mit dem kollektiven Unbewussten beschäftigte, schrieb über das Phänomen der Koinzidenzen – dem zeitlichen Zusammentreffen zweier Ereignisse, die einen vermuteten Zusammenhang aufweisen. Dazu zählen auch erstaunliche Parallelen im Schicksal einzelner Menschen, die sich Jahre, Jahrzehnte oder gar Jahrhunderte später wiederholen. Ein Beispiel ist der amerikanische Präsident John F. Kennedy, dessen Leben und Tod viele Parallelen zu Abraham Lincoln haben. Hier liegt eine mystische Wiederholung zahlreicher ganz ähnlicher Ereignisse im Leben zweier bekannter Politiker vor, die allerdings im Abstand von hundert Jahren gelebt haben.

Phänome der Synchronizität

Von C.G. Jung stammt auch der Begriff der Synchronizität. Er meint damit »die Gleichzeitigkeit eines gewissen psychischen Zustandes mit einem oder mehreren äußeren Ereignissen, welche als sinngemäße Parallelen zu dem momentanen subjektiven Zustand erscheinen«.

Als Beispiel für eine solche Gleichzeitigkeit wird der Vorfall einer Klientin Jungs erzählt, die eines Tages von einem Skarabäus träumte, einem ägyptischen Käfer. Während sie C.G. Jung diesen Traum in einer Therapiesitzung erzählte, klopfte es am Fenster. Jung öffnete das Fenster, um nachzusehen, woher das Geräusch kam. Zu seinem Erstaunen war draußen an der Fensterscheibe tatsächlich exakt ein solcher goldener Rosenkäfer, den die Klientin gerade beschrieben hatte. Das Außergewöhnliche daran war, dass ein solcher Käfer zu einer ganz seltenen Spezies zählt und in der Region gar nicht heimisch ist. Der Skarabäus wurde also durch die Energie der Klientin aus einer anderen Zeit und einem anderen Raum regelrecht angezogen. Das Objekt (der Skarabäus) trat in der äußeren Welt zeitlich »synchron« mit dem inneren Erlebnis einer Person in Erscheinung.

Phänomene der Chronomirage

In diesem Zusammenhang sind auch die Phänomene der Chronomirage zu nennen. Der Begriff bezeichnet eine Distorsion (Verzerrung) von Zeit und Raum und hat mit der plötzlichen Erscheinung von Menschen, Objekten, historischen Ereignissen und Phänomenen zu tun, die vor vielen Jahren am selben Ort stattfanden. Als Beispiel dient ein russisches Foto aus dem Jahr 1941. Auf diesem Bild, das angeblich nicht nachbearbeitet wurde, ist in einer Menschenmenge ein Junge zu sehen, der einen Fotoapparat einer damals – zum Zeitpunkt der Aufnahme – noch unbekannten Marke in der Hand hält. Ebenso gehören seine Kleidung und sein Haarschnitt einer viel späteren Epoche an. War dieser Junge ein Zeitreisender, oder handelt es sich um Chronomirage?

Das Phänomen der Chronomirage tritt zyklisch auf und entsteht vermutlich nur an bestimmten Plätzen, an denen im Informationsfeld der Erde einschneidende Ereignisse gespeichert sind. Die Details sind noch nicht zur Gänze erforscht. Es gibt einige Orte in Russland, wo dieses Phänomen jährlich zu bestimmten Zeiten beobachtet wird. Hunderte von Menschen besuchen zu einer ganz bestimmten Zeit solche energetisch besonderen Plätze, um sich mit eigenen Augen von diesem Phänomen zu überzeugen.

So geschieht es noch immer auf der Insel Kreta. Hier steigt jedes Jahr zu einer bestimmten Zeit über dem Meer ein Nebel auf, in dem ein Kriegspanorama von einer Schlacht zwischen Griechen und Türken sichtbar wird, die vor hundertfünfzig Jahren stattfand. Man sieht im Nebel den Schlachtkampf, an dem Hunderte von Soldaten beteiligt waren, und hört sogar die Stimmen der Männer wie auch den Klang der Waffen.

Ein ähnliches Phänomen kennt man vom Binnensee Svetlojar. Genau dort, wo sich vor mehreren Hundert Jahren die mystische Stadt Kitesch befand, sieht man jedes Jahr zu einer bestimmten Zeit im Nebel über dem See die Umrisse der damaligen Stadtmauer. Man hört das Läuten der Kirchenglocken und sieht Männer in Rüstungen, die die Stadt bewachen.

Zeitreisen

Russische Wissenschaftler sprechen davon, dass sowohl Zeitreisen als auch Reisen in Parallelwelten möglich sind. Es gibt noch zahlreiche andere Mysterien, die mit dem Phänomen der Zeit zu tun haben und uns Menschen unerklärlich erscheinen: raumzeitliche Portale, die sich zu bestimmten Zeiten öffnen und das Versetzen der Menschen in Raum und Zeit erlauben – einen Übergang in andere Epochen und an andere Orte. Ein Beispiel ist der Kozyrev-Spiegel und sein Raum-Zeit-Tor.

Der russische Wissenschaftler Nikolaj Kozyrev hat sich mit einer Hypothese der Zeit auseinandergesetzt. Er definiert Zeit als »eine aktive Kraft, eine unabhängige physikalische Entität mit physikalischen Eigenschaften wie Geschwindigkeit und Dichte. Durch den Kozyrev-Spiegel kommt es zu einer Verdichtung der Zeit, indem sogenannte Zeitwellen oder Energieströme, die im kosmischen Raum vorhanden sind, im Innern des Zylinders gehalten und konzentriert werden. Durch die Abschirmung von außen, also durch den Aluminiumzylinder, und die Interaktion des Menschen, dessen eigene Strahlung nach innen auf das Zentrum des Zylinders zurückreflektiert wird, kann ein Zugang zum Informationsfeld des Universums geschaffen werden.«[13]

Je mehr wir uns mit dem Begriff Zeit beschäftigen, umso deutlicher wird, dass wir im Alltag unter Zeit etwas ganz anderes verstehen, als sie in Wirklichkeit ist. Zeit läuft nicht nur linear in Sekunden, Minuten, Stunden, Tagen in einer Richtung vorwärts, sondern sie ist viel komplexer. Sie kann auch rückwärts oder in Einzelfällen auch asynchron erfahren werden. Sie muss somit kein Hindernis für unsere Verjüngung darstellen.

Neueste Erkenntnisse von Grigori Grabovoi

Nach der Aussage von Grigori Grabovoi verliert die Zeit mit zunehmender Entwicklung des menschlichen Bewusstseins immer mehr an ihrer Bedeutung und Aktualität. Im gleichen Ausmaß, wie die Materie immer dynamischer, feinstofflicher und zunehmend veränderbarer wird, lässt die bisher zwingende Übereinstimmung von Zeitverläufen nach. Infolge der hohen Bewusstseinsentwicklung werden wir uns in der Raumzeit immer freier bewegen können. Es wird uns immer leichter fallen, die Zeit zu steuern und auf sie bewusst einzuwirken.

Viele Russische Heiltechniken arbeiten mit dem Phänomen Zeit und mit Ereignissen der Vergangenheit, Gegenwart und Zukunft. So ist es möglich, mit entsprechenden mentalen Techniken die negativen Folgen der vergangenen Ereignisse zu mildern, unsere Einstellung zu diesen Ereignissen zu verändern, mit der Vergangenheit Frieden zu schließen und gewünschte Ereignisse für die Zukunft bewusst zu erschaffen.

KAPITEL 8

Ewiges Leben

Wenn der Mensch sich als unsterbliches Wesen sieht, dann sieht er den Schöpfer in sich und betrachtet sich als Mitschöpfer der gesamten Realität.
Ewiges Leben ist das Prinzip der Entwicklung unserer Realität.
Grigori Grabovoi

Sämtliche Elemente, aus denen der menschliche Körper aufgebaut ist, sind im Universum durch Kernfusion aus Wasserstoff und Helium entstanden. Wir, unsere Zellen und unsere Atome bestehen – wie alles auf der Erde – aus dem Sternenstaub längst erloschener Himmelskörper. Die Elementarteilchen, aus denen unsere Atome und daher der gesamte Körper bestehen, sind unendlich alt und ebenso unsterblich wie das Universum selbst. Daher tragen wir auch aus materieller Sicht die Ewigkeit und Unsterblichkeit in uns, auch wenn es uns schwerfallen mag, dies zu begreifen.

Der Mensch nimmt das unendliche Universum, wie zum Beispiel die Galaxien und den Kosmos, als ewig wahr. Und das ganze Universum spiegelt sich als Information im menschlichen Körper wider (»wie oben so unten«).

Im vorangegangenen Kapitel haben wir uns mit dem Phänomen der Zeit auseinandergesetzt. Vielleicht fragen Sie sich: Wenn Zeit eine Illusion ist, warum altern wir dann fortwährend? Warum spüren wir Abnutzungserscheinungen, hören und sehen mit der Zeit schlechter, bekommen Falten, verlieren an Lebenskraft? Warum scheint alles um uns herum zu verfallen?

Wir sind daran gewöhnt, »auf den Boden« zu sehen. Wer zu Boden sieht, wird nicht stolpern. Doch wie soll man das Ziel sehen, dem man entgegengehen will, wenn man die ganze Zeit den Kopf gesenkt hält? Wie soll man hinter dem materiellen Schleier unserer physischen Welt die göttliche ewige Welt erkennen? Das ist auch der Weg zur Unsterblichkeit, auf dessen Gipfel der Mensch seine Macht erkennt – seine große Bestimmung, dass es im Weltall keinen größeren Namen gibt als jenen einfachen, auf den er stolz sein sollte, den man ihm aber mutwillig ausgetrieben hat.
Dieser Name ist MENSCH.

Arcady Petrov, *Erschaffung der Welt – Rette die Welt in Dir*[14]

Das kollektive Bewusstsein der Menschen erschafft unsere Realität. Dadurch beginnt das Alter in unserem Verstand, in unseren Gedanken, in unserem Glauben, in unseren Erwartungen und Gefühlen etc., kurz gesagt: in unserem Bewusstsein. Außerdem wird unser Leben, wie bereits angesprochen, vor allem durch negative Programme unseres Unterbewusstseins bestimmt. Wie entstehen diese unbewussten Programme? Das, woran wir am häufigsten denken und was wir erwarten, oder das, woran wir glauben, wird von unserem Unterbewusstsein gespeichert, für das Gewünschte gehalten und in die Materie umgesetzt. Sorgen, Ängste, negative Gedanken und Erwartungen werden auch als der »wahre Wunsch« von unserem Unterbewussten verstanden und so schnell wie möglich materialisiert, weil das Unterbewusste bestrebt ist, unsere »Wünsche« zu materialisieren. Unser Unterbewusstes unterscheidet nicht zwischen Gut und Schlecht. Unsere Gedanken und Überzeugungen, Erwartungen und Glaubenssätze sind klare Anweisungen zur Materialisation. Deswegen sind diese Programme sehr machtvoll. Der tiefe Glaube der Menschen an die Unausweichlichkeit des Alters und an den Tod manifestiert sich als ein »gewünschtes, frei ausgewähltes« Programm. Solange wir uns von diesen Programmen nicht befreien, werden wir ungewollt die entsprechende Realität für uns und andere erschaffen sowie auf unsere Kinder und Enkelkinder übertragen. Durch unser persönliches Leiden und das Mitleid mit anderen Lebewesen erschaffen wir noch mehr Leid, da unsere Energie dem Fokus unserer Aufmerksamkeit folgt.

In der Kindheit hat man uns gesagt, dass wir mit jedem Tag älter werden, Krankheiten unterliegen und schließlich sterben. Unser Unterbewusstsein hat diese Information als tiefes zerstörerisches Programm angenommen, das in uns seither automatisch wirkt. Die im Kindesalter angenommenen unbewussten Programme dringen in die tiefsten Schichten vor und wirken am stärksten, sodass es nicht einfach ist, sich davon zu befreien. Das ständige Beobachten von älteren, kranken und leidenden Menschen bestätigt unseren Glauben und unsere Überzeugungen. Alle unbewussten und unterbewussten Programme materialisieren sich in der physikalischen Realität. Solange wir uns nicht von diesen Programmen befreien, werden Menschen diesen Weg wiederholen. Wie kann man dem Teufelskreis entkommen? Wir haben in uns das göttliche Potenzial, die schöpferischen göttlichen Kräfte, die uns erlauben, nach unserem freien Willen eine gewünschte, sogar ewige Realität für alle zu erschaffen. Alle zusammen haben wir eine enorme manifestierende Kraft.

Unser irdisches Dasein ist keine Stufe vor dem Leben nach dem Tod und keine Vorbereitung darauf. Die physikalische Realität ist unser Zuhause, die wir unseren Bedürfnissen und Wünschen anpassen können. Unsere Aufgabe ist es, das Leben hier auf der Erde im göttlichen Sinn zu gestalten, frei von Alterung, Krankheiten und Tod. Die Menschheit ist umso näher an diesem Ziel, je weiter jeder von uns und damit unser kollektives Bewusstsein entwickelt ist. Je mehr Wissen wir uns über unsere Realität aneignen, je höher wir unser Bewusstsein entwickeln, je mehr wir lernen, unser Bewusstsein zu konzentrieren, desto schneller lernen wir, die Materie bewusst zu steuern. Sobald unser Bewusstsein eine bestimmte Entwicklungsebene erreicht hat, wird eine neue Form der menschlichen Existenz möglich sein – frei von Krankheit, Alterung, Tod und sonstigem Übel.

In allen Kulturen und bei allen Völkern existieren Legenden darüber, dass Krankheiten, Alterung und Tod für den Menschen nicht natürlich sind. Es gab Zeiten, in denen Menschen so lange lebten, wie sie wollten, und immer gesund und jung blieben. Schon immer gab es wenige Menschen, die weit weg von der Zivilisation lebten und bei denen der Alterungsprozess erst dann einsetzte, wenn sie selbst die Welt verlassen wollten. Solche Menschen sind sehr hoch entwickelt. Sie haben die »Materie überwunden« und können tausend Jahre oder älter werden und dabei jung und gesund bleiben. Sie erfahren keine Alterung, weil sie keine zerstörerischen Programme mehr in sich tragen und dem Kollektiven »entronnen« sind. Diese Menschen sind keine Fantasiegebilde und auch keine Legenden, sondern Yogis und Weise aus dem Himalaja oder aus den Tiefen Russlands und Sibiriens. Sie stellen sich nicht zur Schau und ziehen es vor, unerkannt zu bleiben. Sie leben in ihrer eigenen Welt, die nur von Menschen mit entsprechend hoch entwickeltem Bewusstsein wahrgenommen werden kann.

Auf dem Weg zur ewigen Jugend sollten alle Hindernisse aus dem Verstand ausgeräumt werden. Nur die Menschen, die ihren logischen Verstand besiegt und ihn zum wertvollen Instrument zur Erschaffung der gewünschten Realität gemacht haben, können die Unsterblichkeit erreichen. Wir müssen unsere Logik anheben, vergeistigen, statt ihr zu »verfallen« und zu ihrem Sklaven zu werden. Deswegen ist der Evolutionsprozess der Menschheit nicht möglich ohne Wachstum des menschlichen Bewusstseins. Die Qualität der Gedanken, Glaubenssätze und Gefühle des Menschen spiegelt die Entwicklungsebene seines Bewusstseins wider. Fragen Sie sich, ob Sie bereit sind, Ihr göttliches Erbe anzunehmen und Ihr Leben und Ihre Gedanken darauf auszurichten, ein Mensch »ohne Alter« zu werden, in der »Materie des ewigen Lebens zu denken«? Falls ja, sollten Sie mit dem Umprogrammieren Ihres Unterbewussten auf die ewige Jugend anfangen, mit bewussten zielgerichteten Gedanken und entsprechendem Blickwinkel auf das Gewünschte. Die mentalen Techniken der Russischen Informationsmedizin sind hier eine große Hilfe.

Wir sind nach dem göttlichen Antlitz vom ewigen Schöpfer erschaffen. Deswegen haben wir in uns das göttliche Potenzial, das ewige Leben für alle zu erschaffen, weil (nach Grigori Grabovoi) die »Ewigkeit eine andere Ewigkeit« erschaffen kann. Unsere Bereitschaft für die Ewigkeit sollte sich in unseren Gedanken, Glaubenssätzen und Überzeugungen zeigen, weil die Gedanken und der Glaube an die Ewigkeit sie erschaffen.Nach Grigori Grabovoi erweitert sich das Bewusstsein der Menschen im Lauf ihrer Entwicklung auf alle Strukturen der Welt. Die Menschen passen die Welt ihren Bedürfnissen an.

Wenn wir in unsere Bedürfnisse die Idee des ewigen Lebens aufnehmen, dann harmonisieren und beschleunigen wir die Entwicklung der äußeren Realität in diese Richtung. Die Unsterblichkeit und ewige Jugend als Potenzial sind immer in uns, und es liegt nur an uns, dieses Potenzial in unsere physikalische Realität zu manifestieren. Wenn wir lernen, mit der »Materie des ewigen Lebens« zu denken, wird es uns möglich sein, die Ewigkeit in den physischen Körper zu integrieren, in alle unsere Strukturen, in alle Programme unseres Unterbewussten und Unbewussten. Wenn wir mit allem, was uns ausmacht, auf das ewige Leben ausgerichtet und eingestellt sind, verändert sich unsere gesamte äußere Realität, weil sie immer mit dem physischen Körper zusammenwirkt, sie beginnt, sich dem ewigen Leben anzupassen.

Die ständige Verjüngung und vollkommene Gesundheit aller Lebewesen sollten zum unentbehrlichen und natürlichsten Bestandteil, zum Gesetz unserer Realität werden. Das ist die Aufgabe der Menschen, durch die Entwicklung des eigenen und des kollektiven Bewusstseins diese in unserer Welt zu manifestieren.

Die Entwicklung unseres Bewusstseins bestimmt unsere Ewigkeit und Unsterblichkeit, das Leben auf unserem Planeten und die Materie unseres Körpers. Wenn die Menschheit an das ewige Leben und die ewige Jugend glaubt und sich darauf einstellt, konfiguriert sie dadurch nach und nach die Materie. Die Materie »zieht nach«, sagen die Russen. Die physikalische Realität macht das scheinbar Unmögliche möglich. Die Materie und auch unser Körper beginnen sich dem menschlichen Gedanken und Glauben anzupassen.

TEIL 2

Indem der Mensch das Wesen der Dinge
extrahiert, bekommt er Macht über sie.
Die Form der Dinge ist nur die äußere Darstellung,
dagegen ist es gerade dieses Wesen,
welches den Dingen die Form verleiht.

O. H.

KAPITEL 9

Russische Informationsmedizin und die Heiltechniken als ihr praktisches Handwerk

Unsere physische Realität ist informative Realität.
Grigori Grabovoi

Die russische Medizin hat eine lange Tradition. Ihre Wurzeln reichen weit in die Vergangenheit zurück, bis zum schamanischen Wissen früher Völker. Anders als im westlichen Europa, wo zur Zeit der Inquisition alte Heiltraditionen verboten waren und gezielt aus dem Bewusstsein verdrängt wurden, blieb in Russland die Tradition des Heilens auf natürliche Weise lebendig. Kräutermedizin, geistiges Heilen sowie naturheilkundliche Anwendungen wurden in der Familie von Generation zu Generation weitergegeben. Es herrschte eine tiefe Allverbundenheit zwischen Mensch, Natur und Kosmos. Weise Frauen – im westlichen Europa als Hexen oder Ketzerinnen verbrannt – dienten im alten Russland als Vermittlerinnen zwischen dem Mysterium der von Gott geschaffenen Natur und den Kranken. Sie bedienten sich der Apotheke Gottes, indem sie Kräuter sammelten, »eigene Gebete« sprachen, mystische Rituale durchführten, die Bauchorgane manuell »einrenkten« und selbst hergestellte naturheilkundliche Rezepturen anwandten. In ländlichen Gegenden pflegt man diese natürlichen Traditionen noch heute und verzichtet auf chemische Medikamente.

In den vergangenen Jahren aber hat sich eine neue Strömung der russischen Medizin und Spiritualität gebildet: die »Russische Informationsmedizin«. Sie vereint nun das mystische Wissen alter Traditionen mit den neuesten Forschungen auf dem Gebiet der Mathematik, der Physik und insbesondere der Quantenphysik. Russische Wissenschaftler wie A. Petrov, Tatiana und Vitali Tichoprav, M. Norbekov, I. Arepjev und nicht zuletzt G. Grabovoi haben in der russischen Spiritualität neue Horizonte eröffnet und sind mittlerweile für ihr Wissen weltbekannt.

Grigori Grabovoi wurde für seine Verdienste in der Wissenschaft mehrfach ausgezeichnet. Als Mathematiker, der von Geburt an hellsichtig ist, kann er nicht nur komplexe Systeme berechnen, sondern auch die Strukturen sehen, die unserer Schöpfung zugrunde liegen. Diese seltene Gabe befähigt ihn, im menschlichen Organismus die Anzeichen von Krankheiten als Störungen wahrzunehmen. Neben der Arbeit mit Zahlenreihen zur Wiederherstellung der göttlichen Harmonie im Körper und in der Außenwelt bietet Grigori Grabovoi mentale Techniken an, um das Bewusstsein schnell zu entwickeln, die Gesundheit wiederherzustellen, möglichen Katastrophen vorzubeugen und darüber hinaus sogar die ewige harmonische Entwicklung und das ewiges Leben für alle Lebewesen zu ermöglichen.

Jede Krankheit ist ein Zeichen dafür, dass wir uns außerhalb der göttlichen Ordnung befinden. Krankheiten beginnen immer auf der Ebene der Seele und des Bewusstseins – auf der Informationsebene: in unseren Gedanken, Glaubenssätzen, Gefühlen, Worten, in der Einstellung zur Welt und zu uns selbst. Je mehr wir uns in den Kampf gegen die Umstände des Lebens einlassen und nicht verzeihen können, umso mehr selbstzerstörerische Impulse richten wir gegen uns. Werden diese Störungen der göttlichen Harmonie vom Menschen nicht erkannt, gehen sie auf die energetische Ebene über. Wenn wir aufmerksam sind, spüren wir die Anzeichen einer Erkrankung als schlechten Schlaf, Müdigkeit, Unzufriedenheit, Energieverlust, Mangel an Lebensfreude, Überforderung etc. Weiter kann die Störung auf den physischen Köper übergehen und sich dann als Krankheit manifestieren. Mithilfe der Russischen Informationsmedizin, des neuen Wissens und der mentalen Techniken sowie einer neuen Einstellung zum Leben und zu uns selbst, der Harmonisierung der Beziehung des Menschen zur umgebenden Welt etc., kann dies jedoch abgewendet werden.

*Eine Krankheit ist eine Nichtübereinstimmung
der Wünsche und der Bedürfnisse mit den
existierenden Aufgaben in der Welt. Eine Krankheit
muss man vom Gesichtspunkt der harmonischen
Beziehungen in der Welt betrachten.
Wenn diese Harmonie irgendwo und
durch irgendetwas verletzt wird, entsteht ein
Unwohlsein. Gesundheit ist ein Zustand,
in dem man sich selbst mit der äußeren Welt
in größtmöglicher Harmonie befindet.
Gesundheit ist aber nicht nur der physische Zustand.
Sie ist sowohl ein moralisches als auch ein
soziales und sogar politisches Phänomen.
Gesundheit ist ein System von Beziehungen,
in dem der gesunde Körper existiert.*

Grigori Grabovoi

Die Russische Informationsmedizin ist eine besondere Form der Informationsmedizin. Sie lehrt, die Gesundheit und die Lebensereignisse zum eigenen Wohl und zum Wohl aller Lebewesen bewusst und harmonisch zu verändern. Sie erlaubt es dem Menschen, einen bewussten steuernden Einfluss auf sein Leben, seine Gesundheit und die Ereignisse zu nehmen, das Bewusstsein schnell zu entwickeln, sich zu verjüngen und zu genesen, das Leben in Harmonie, Freude, Wohlstand und harmonischer Partnerschaft zu verbringen.

Die eigene Realität bewusst zu steuern bedeutet, das Leben und die Ereignisse nach dem eigenen »Drehbuch«, nach den eigenen Wünschen harmonisch und zum Wohl aller zu gestalten. Es bedeutet, glücklich und im Einklang mit der gesamten Schöpfung zu leben. Wie dies machbar ist, vermittelt die Russische Informationsmedizin.

Sie lehrt den Menschen, bewusst zu denken und zu fühlen, eigene Träume zu verwirklichen, Hellsichtigkeit, Hellfühlen, Hellwissen etc. zu entwickeln, das heißt, die göttlichen Fähigkeiten, das göttliche Potenzial des Menschen. Gefällt Ihnen die Realität nicht? Dann können Sie mithilfe der Heiltechniken der Russischen Informationsmedizin, die Ihnen als praktisches Handwerk dient, eine andere, schönere, gesündere und glücklichere Realität erschaffen!

Mithilfe der Russischen Informationsmedizin kann der Mensch seine Gesundheit wiederherstellen, wunderbare Ereignisse in seinem Leben gestalten, das Leben nach eigenem Szenario erschaffen, negative Ereignisse abmildern oder vorbeugen und sogar »die Welt retten«.

Seit ich die Russische Informationsmedizin entdeckte und für mich anzuwenden begann, hat sich mein Leben grundlegend zum Positiven verändert. In meinen Seminaren stelle ich immer wieder fest, wie groß das Bedürfnis der Menschen ist, nicht nur die Krankheitssymptome zu mildern, sondern die zugrunde liegenden Ursachen der Krankheit zu erkennen. Es ist an der Zeit, dass wir uns nicht länger als Opfer von Krankheiten und negativen Ereignissen sehen, sondern erkennen, dass die Ursachen für die Geschehnisse unseres Lebens in uns liegen und dass auch wir es sind, die alle Umstände wieder zum Besseren wenden können.

Wenn wir mithilfe der Russischen Informationsmedizin unsere Gesundheit und die Harmonie in uns wiederherstellen und uns verjüngen, verändern wir unser kollektives Bewusstsein und damit die ganze Welt, weil alles, was existiert, miteinander untrennbar verbunden ist.

Mithilfe der Russischen Heiltechniken

- üben Sie eine heilende Wirkung auf Ihre Zellen, Organe und Ihren gesamten Körper aus,
- können Sie sich verjüngen, regenerieren und Ihre Gesundheit wiederherstellen,
- entwickeln, strukturieren und erweitern Sie Ihr Bewusstsein sowie Ihre übersinnliche Wahrnehmung,
- bewirken Sie glückliche, erwünschte Ereignisse in Ihrem Leben,
- nehmen Sie sich selbst, Ihre Umgebung und die ganze Welt anders wahr,
- entwickeln Sie das kollektive Bewusstsein und tragen zur Veränderung der gesamten Welt bei: zu Frieden, Glück, Gesundheit und dem ewigen Leben auf unserem Planeten.

Das oberste Gebot der Russischen Informationsmedizin ist es, zum Wohl aller Wesen auf dem Planeten beizutragen. Alle Heiltechniken berücksichtigen das Allgemeinwohl. Dadurch ist die Russische Informationsmedizin eine zutiefst menschenfreundliche, für mich persönlich sogar die humanste Lehre, die mir jemals begegnet ist. Sie sieht die Welt als ein einheitliches System, in dem alle Objekte miteinander verbunden sind und worin der Mensch ein Teil dieses Ganzen ist.

Tatsache ist, dass die Russische Informationsmedizin auf die praktische Anwendung ausgerichtet ist. Sie bietet dem Anwender ein umfangreiches Handwerkszeug in Form von Heiltechniken beziehungsweise Konzentrationen, den sogenannten Steuerungen an. Die körperlichen Heilungsprozesse werden durch aktive Bewusstseinsarbeit ausgelöst. Jede Zelle des Körpers und jedes Organ sind lebendige Wesen, die auf unser Bewusstsein – unsere Gedanken, Glaubenssätze, Gefühle etc. – »hören«. Unsere Zellen und Organe sind immer bereit, unserem Bewusstsein, unseren Anweisungen, zu folgen. Deswegen ist es ist möglich, den physischen Körper durch Konzentration mit der Kraft des eigenen Bewusstseins auf der tiefen subatomaren Ebene zu verändern und sich dadurch zu heilen und zu verjüngen. Mehr noch, es ist möglich, auf das eigene Genom einzuwirken, es zu aktivieren und sogar bereits entfernte Zähne oder Organe wieder nachwachsen zu lassen. (Eine ähnliche Ansicht vertritt der Zellbiologe Bruce Lipton. Seiner Meinung nach bestimmen nicht die Gene den Menschen, sondern der Mensch bestimmt die Gene.)

Auch unser Aussehen wird durch Programme unseres Genoms und Programme unseres Unterbewusstseins bestimmt. Indem wir diese scheinbar unveränderbaren Programme mit der Kraft unseres Bewusstseins verändern, öffnet sich für uns ein Weg zur Veränderung unseres Äußeren.

Die Russische Informationsmedizin beinhaltet verschiedene Heiltechniken beziehungsweise Steuerungen:

- Reinigungstechniken, um sich von Ängsten, negativen Gedanken, Glaubenssätzen, Problemen und sonstigen Übeln zu befreien,
- Gesundheitstechniken, die die Regeneration, Heilung und Wiederherstellung des physischen Körpers unterstützen,
- Techniken für die Harmonisierung der Ereignisse und Wunscherfüllung,
- Techniken für den finanziellen Wohlstand,
- Techniken für eine harmonische Partnerschaft,
- Techniken zur Verjüngung und für das ewige Leben,
- Techniken auf der globalen Ebene, um andere Menschen, Völker und die Erde zu unterstützen.

KAPITEL 10

Voraussetzungen für die Russischen Heiltechniken

Das größte Hindernis für den wissenschaftlichen Fortschritt ist die Weigerung mancher Leute, Wissenschaftler eingeschlossen, daran zu glauben, dass erstaunliche Dinge tatsächlich geschehen können.
George Trimble,
Direktor des NASA-Raumfahrtszentrums

Allen Russischen Heiltechniken voran steht die Übernahme der Verantwortung für das eigene Leben – für die eigene Gesundheit und alle Ereignisse. Erst wenn wir erkannt haben, dass wir es selbst sind, die die Geschehnisse des Lebens »steuern«, öffnet sich der Weg zur bewussten positiven Veränderung unserer Realität. Solange wir diese Verantwortung jedoch auf andere Menschen und die Umstände verlagern, geben wir unsere Macht ab. In der Meinung, die anderen seien »schuld« am eigenen Leid, haben wir die Macht und die Kraft zur Veränderung auch an die »anderen« abgegeben. Die Übernahme der eigenen Verantwortung hingegen bedeutet zugleich die volle Übernahme der eigenen Macht für die Gesundheit, die Ereignisse und die Lebensqualität.

Da der Grund für alle Geschehnisse des Menschen tief in ihm selbst, in seinem Denken und Glauben, in tiefen Programmen seines Unterbewusstseins liegt, ist es sinnvoll, alles Geschehene ohne Widerstand anzunehmen. Das muss nicht automatisch bedeuten, damit einverstanden zu sein. Erst durch die Veränderung der eigenen inneren Realität ist es möglich, eine neue Welt für sich zu erschaffen. Es ist wichtig, sich bewusst zu machen, dass man sich alles, was geschehen ist, in Eigenregie bewusst oder unbewusst »erarbeitet« hat. Genau in dieser Erkenntnis liegt der Schlüssel, der zum jetzigen Zeitpunkt für die eigene Entwicklung bedeutsam ist. Es ist wichtig, die Herausforderung des Lebens anzunehmen, weil gerade sie zu einer erweiterten Selbsterkenntnis und zu einem besseren Verständnis des eigenen Lebens führt.

Das Leben des Menschen spiegelt immer sein Bewusstsein wider und zeigt, was in ihm noch nicht heil ist. Durch die Erkenntnis, dass es keine »objektive«, vorgegebene Wirklichkeit gibt, lernt der Mensch, seine Realität selbst zu steuern. Dabei machen wir die Erfahrung, dass sich alles in ständiger Veränderung befindet und die Geschicke unseres Lebens unserem Blickwinkel und Glauben unterworfen sind.

Die Erkenntnis der eigenen göttlichen Macht und Kraft in sich geht demnach Hand in Hand mit einem tiefen Glauben an sich und an den eigenen Erfolg – das ist die weitere Voraussetzung für die erfolgreiche Steuerung der Realität. Es ist der Glaube an den Sieg, an die eigene göttliche Kraft und Macht, an die Liebe Gottes, an das Gute, das alles zum Besseren wenden kann. Solange die Menschheit nicht daran glaubt, dass das Leben ewig sein kann, solange wir daran festhalten, dass Alterung und Krankheit unser bitteres Erbe oder gar der »Dornenkranz« seien, so lange ist eine Veränderung schwer möglich. Es muss für uns denkbar sein, dass ein Leben im göttlichen Sinn – frei von Alterung und Tod – tatsächlich möglich ist. Solange dies jedoch nicht der Fall ist, können wir das Neue kaum in unserem Leben manifestieren. Warum? Weil unsere Realität vom Schöpfer und von uns nach unserem freien Willen erschaffen wird. Und wir Menschen können nur das erschaffen, woran wir glauben und was wir für möglich halten. Erst der tiefe Glaube und die Überzeugung an die eigene Macht und Kraft, an das Göttliche in uns, das durch uns wirkt und alles zu verändern vermag, verleihen uns die gewünschte Macht und Kraft und machen uns zum Sieger über Alterung, Krankheiten und Tod.

Der Glaube der Menschen an die Heilwirkung wird in der Schulmedizin als Placebo-Effekt beschrieben. Aus der Placebo-Forschung sind erstaunliche Fakten bekannt. Wenn Menschen glauben, dass sie ein wirkungsvolles Medikament verabreicht bekommen, setzt meist die Heilung oder Linderung der Beschwerden ein. Und nicht nur das: Die »behandelten« Patienten zeigen auch dieselben Nebenwirkungen, die dem Medikament zugeschrieben werden, obwohl sie ein völlig wirkungsloses Placebo verabreicht bekamen. In Studien hat man festgehalten, dass sogar Operationen, die nur zum Schein durchgeführt wurden, dieselben Wirkungen und Folgen nach sich zogen wie die üblichen chirurgischen Maßnahmen. Menschen, die über ein steifes Knie, Schmerzen und Arthrose klagten, konnten wieder schmerzfrei gehen, obwohl ihnen in Wirklichkeit nur ein oberflächlicher Schnitt zugefügt worden war. Allein die Vorstellung der Operation genügte demnach, um die Wirkung auszulösen. Das sind allesamt klare Bestätigungen dafür, wie machtvoll unser Bewusstsein auf den Körper einwirkt. Es ist ein Zeugnis, wie die Kraft des Bewusstseins, der Glaube und die Erwartung des Menschen die Materie formen. Ein fester Glaube kann bekanntlich »Berge versetzen«. Zu glauben bedeutet, jeden Zweifel auszuräumen und sich mit innerer Zuversicht auf das Ziel, auf die eigene Vision zu konzentrieren. Je stärker wir uns auf das Ziel konzentrieren, je intensiver wir die gewünschte Vision »leben«, umso größer ist die Manifestationskraft. Mithilfe der Russischen Informationsmedizin lernen wir, unsere Aufmerksamkeit ganz bewusst auf Gesundheit, Schönheit, Harmonie, Freude, ewige Jugend, ewiges Leben und auf allumfassenden Frieden zu richten.

Der Wille des Menschen, seine felsenfeste Absicht, etwas im Leben zu verändern, und seine Bemühungen, in dieser Richtung zu handeln, sind weitere Voraussetzungen für die bewusste Steuerung der Realität. Wir leben in einer Realität, in der die Willenskraft des Menschen und seine felsenfeste Absicht, etwas zu erreichen, von großer Bedeutung sind, weil sie die physische Realität verändern. Die Materie ist der Willenskraft des Menschen und seinem Geist untergeordnet. Deshalb ist es wichtig, die richtigen Entscheidungen im Leben zu treffen und den eigenen felsenfesten Willen dazu gezielt einzusetzen.

Die nächste Voraussetzung für die Russischen Heiltechniken ist es, den eigenen logischen Verstand zum wertvollen Instrument der Steuerung der Realität zu »erziehen« und richtig einzusetzen. Ein unkontrollierter logischer Verstand ähnelt oft einem strampelnden Kind, das ständig den Informationen von außen folgt und sich mit diesen identifiziert, ohne deren Folgen zu berücksichtigen. Wenn wir ganz ohne Kontrolle unserem logischen Verstand erlauben, alle Informationen von außen zu empfangen, werden wir zu Sklaven unserer Gedanken und unserer Logik. Der moderne Mensch wird permanent von negativen Informationen überflutet. Sie gelangen in unser Unterbewusstes, ohne dass wir davon etwas merken, und wirken in uns automatisch weiter.

Wenn wir die Informationen von außen nicht bewusst filtern, übernehmen wir fremde Gedanken und Überzeugungen und verlernen allmählich das selbstständige Denken und Entscheidungsvermögen. Oft sind wir nicht mehr in der Lage, fremde Gedanken und Glaubenssätze von eigenen zu unterscheiden. Wir übernehmen fremde Meinungen, Ansichten, Ängste etc., ohne uns dessen bewusst zu sein. Dann kontrollieren die Gedanken und Überzeugungen der anderen unser Leben, und deren Einstellungen bestimmen unser Schicksal. Wir sind dann im wahrsten Sinn des Wortes »fremdbestimmt«. Damit geben wir unser Leben in fremde Hände ab.

Hier ist die Russische Informationsmedizin sehr hilfreich. Sie lehrt, die eigenen Gedanken von fremden zu unterscheiden und nur jene Gedanken und Überzeugungen in sich zu kultivieren, die den Menschen im Leben unterstützen und seine Realität zum Besseren verändern. Der logische Verstand ist hierfür ein wertvolles Instrument des Bewusstseins.

KAPITEL 11

Grundlagen der Russischen Heiltechniken

Unsere Realität entspricht der Projektion
unserer Aufmerksamkeit.
Die Konzentration des Bewusstseins
verändert radikal die Struktur der Welt.
Grigori Grabovoi

1. Die Konzentration der Aufmerksamkeit beziehungsweise des Bewusstseins ist die Grundlage für die bewusste Steuerung der Realität.

Die Russischen Heiltechniken werden im Zustand der Konzentration (in leichtem Trancezustand), in einem bewussten steuernden Kontakt zur Informationsebene der Welt, dem »Bauplan der Materie«, durchgeführt.

Die Konzentration des Bewusstseins und der Aufmerksamkeit erlaubt es dem Menschen, sich mit dem Informationsstrom der Weltschöpfung zu verbinden und ihn bewusst zu steuern.

Der Zustand der tiefen Konzentration ist ein Zustand der Freiheit von logischen Gedanken. Es ist jener Zustand, in dem das Bewusstsein frei von Begrenzungen, Ängsten, Zweifeln und Verboten ist. »Wenn die Gedanken anhalten, kann man die Stimme des Schöpfers hören« und sich mit der gesamten Schöpfung verbinden, besagt die russische Spiritualität. Den Zustand der tiefen Konzentration beherrschten viele hervorragende Wissenschaftler. Es war bekannt, dass Albert Einstein stundenlang in einer Pose, auf einen Punkt starrend, sitzen konnte. Von Nikola Tesla wird erzählt, er habe im Zustand der tiefen Konzentration mit dem Blitz und Donner »kommuniziert« und so sein Wissen erweitert.

Die Konzentration des Bewusstseins und die fokussierte Aufmerksamkeit erschaffen einen bestimmten Kanal, eine Verbindung zum gewünschten Objekt, erlauben es, mit ihm zu verschmelzen und ihn zu steuern.

Das ist ein mächtiger und mystischer Zustand: Indem der Mensch sich auf ein Objekt konzentriert, verschmilzt er mit diesem Objekt in seinem Bewusstsein, er »wird zu diesem Objekt« und kann es in der tiefsten Weise erforschen. Er bekommt dadurch »die innere Erfahrung des Objekts« und die Möglichkeit, es zu steuern.

Wenn wir in einer Konzentration die Information als Bauplan eines Objekts (zum Beispiel eines Organs) verändern, verändert sich dadurch seine Energie und daraufhin die Materie.

Die Konzentration des Bewusstseins erfolgt in einem steuernden, erweiterten und hohen Bewusstseinszustand und führt zur geistigen Entwicklung des Menschen, zum Wachstum seines Bewusstseins und zur Veränderung seiner Wahrnehmung der Welt und dadurch der gesamten Realität: Bewusstsein – Wahrnehmung – Realität.

Die Fähigkeit der Konzentration aktiviert unser Wissen und entwickelt unsere göttlichen Fähigkeiten, sie gibt uns die Macht und die Gestaltungskraft über die Materie.

Die Konzentration der Aufmerksamkeit ist die höchste

und mächtigste Fähigkeit der Menschen. Die bewusste Ausrichtung der Gedanken des Menschen zum Zweck der aktiven positiven Veränderung der Welt verleiht uns Macht über die Materie und über das Leben. In der Fähigkeit der Konzentration des Bewusstseins liegt der Schlüssel für die ewige Jugend und unsere Unsterblichkeit.

Die Konzentration des Bewusstseins wirkt über die Quantenebene auf die Materie. In einem konzentrierten Zustand des Bewusstseins ist es möglich, auf subatomare Teilchen – zum Beispiel auf die Quanten – einzuwirken und gewünschte Veränderungen zu ermöglichen, zum Beispiel die Zellen und Organe zu regenerieren, die Gesundheit wiederherzustellen, den Körper zu verjüngen und das Äußere zu verändern, die DNS beziehungsweise das Genom umzuprogrammieren und sogar die Unsterblichkeit und die ewige Jugend zu erreichen.

2. Die Russischen Heiltechniken arbeiten mit der Kraft der Symbole.

In den Russischen Heiltechniken nutzt man die Kraft der Symbole, die einen direkten Zugang zu den tiefsten Ebenen unseres Unterbewusstseins ermöglichen. Symbole »verbinden Welten und Dimensionen«. Sie haben enorme Kraft und bewirken eine Veränderung im »Bauplan der Materie«. Gemäß dem Ziel der Steuerung werden bestimmte Symbole visualisiert, durch die wiederum ein bestimmtes »Volumen der Information« codiert wird. Die Veränderung eines Symbols gemäß dem Ziel der Steuerung im konzentrierten Zustand des Bewusstseins verändert das Quantenfeld, den »Bauplan der Materie« und dadurch die Energie und die Materie selbst.

Durch die Symbolarbeit wird die »steuernde Hellsichtigkeit« aktiviert. In den Russischen Heiltechniken beziehungsweise Konzentrationen »übertragen« wir ein Objekt – zum Beispiel ein Organ – als virtuelles Symbol in unser Bewusstsein, »diagnostizieren« und verändern es aktiv mit der Kraft unseres Bewusstseins gemäß dem Ziel unserer Konzentration.

3. Das Ziel einer Konzentration/Steuerung ist immer zuerst auf die globale Ebene ausgerichtet, auf das Wohlergehen und auf die Erlösung aller Menschen und Lebewesen.

Jede Steuerung beginnt dementsprechend mit einer globalen und zugleich einer persönlichen Zielsetzung. Um das eigene Ziel schnell und harmonisch zum Wohl aller zu erreichen, synchronisieren wir immer persönliche Ziele mit den Zielen und Aufgaben der ganzen Menschheit.

Was immer wir tun, hat Auswirkungen auf das Gesamte. Jede Steuerung, die wir zum eigenen Wohl einsetzen, hat die Harmonie des Ganzen zum Ziel.

Deshalb ist es äußerst wichtig, die eigenen wahren Ziele im Leben zu finden, sie »richtig« zu formulieren, das heißt, sie in solche Gedankenformen und Worte zu fassen, dass dabei die Seele und der Verstand im Einklang sind. Das Ergebnis sind knappe Affirmationen, die sowohl den Verstand erfreuen als auch im Bauch ein gutes Gefühl erzeugen. Sie sollten klar, unmissverständlich und in kurzer, präziser Form formuliert sein, damit man sie sich leicht merken und jederzeit wiederholen kann.

4. Der freie Wille des Menschen ist das wichtigste Gesetz unserer Schöpfung.

Der Schöpfer hat uns den freien Willen gegeben. Gott teilt nicht ein in Gut und Böse. »Dem Reinen ist alles rein.« Ihm ist jede Erfahrung des irdischen Lebens des Menschen willkommen. Aber der Mensch kann sich immer nach seinem freien Willen für die gewünschte Erfahrung entscheiden.

Wir bekunden unseren freien Willen durch unsere Gedanken und Überzeugungen, durch unsere Erwartungen und Glaubenssätze, durch unsere Gefühle und Emotionen.

5. Die Steuerungen sind besonders wirkungsvoll, wenn sie im leichten Trancezustand (Alpha-/Theta-Zustand) des Gehirns durchgeführt werden.

Es gibt fünf Hauptzustände der Wellenaktivität des Gehirns: Alpha, Beta, Gamma, Theta und Delta. Vor allem den Alpha- und Theta-Zustand des Gehirns nutzen wir bei der Ausübung der Russischen Heiltechniken beziehungsweise Konzentrationen. Das ist ein besonderer mystischer Zustand, der uns sowohl den Zugang zum »globalen kosmischen Internet«, zur »kosmischen Datenbank« ermöglicht als auch das Umprogrammieren des eigenen Unbewussten erlaubt. Aus dem Beta-Rhythmus schaltet unser Gehirn zuerst in den Alpha- und dann in den Theta-Rhythmus. Der Theta-Zustand ist ein Zwischenzustand zwischen dem Schlaf- und dem Wachbewusstsein. In diesem Zustand schlafen wir gewöhnlich ein, und unser Gehirn geht auf eine andere Wellenfrequenz über. Dieser Prozess wird von einer starken Veränderung des Bewusstseins begleitet.

Unser logischer Verstand schaltet dabei ab und steht uns bei der Erfüllung des Gewünschten nicht mehr im Weg. Dieser mystische Zustand ist ein erweiterter Zustand des Bewusstseins und sehr wichtig für die bewusste Steuerung der Realität. Wenn wir lernen, in diesem Zustand mental aktiv zu arbeiten, können wir viele »Wunder« vollbringen, denn in diesem Zustand können wir unsere höheren Fähigkeiten nutzen, um uns tief zu erholen, zu heilen, zu verjüngen und die Realität zu steuern.

Im Alpha- und Theta-Zustand des Gehirns, dem Zustand der tiefen Entspannung, Ruhe und Gedankenlosigkeit, kann man innere Blockaden auflösen, Krankheiten heilen, Antworten auf Fragen erhalten, innere Probleme lösen, unsere DNS beziehungsweise das Genom umprogrammieren, höhere Fähigkeiten entwickeln und vieles mehr. Wichtig ist, dass es uns gelingt, in diesem Zustand wach zu bleiben und nicht einzuschlafen, denn wir brauchen die aktive Bewusstheit, um mental zu arbeiten.

In diesem Zustand ist es auch möglich, einen Einblick in andere Welten zu bekommen, Bilder zu sehen, Töne und Stimmen zu hören, Gerüche wahrzunehmen, die auf unserer Ebene nicht zu empfangen sind. Dies ist der Zustand, in dem wir fähig sind, die Realität bewusst zu steuern und auch die neuen gewünschten Programme in das eigene Unterbewusstsein zu integrieren.

Unser Universum bewahrt die Informationen unzähliger Wesen auf. In diesem Zustand des Bewusstseins ist es möglich, sich mit dem eigenen höheren Ich, mit anderen Ebenen zu verbinden und Antworten auf viele Fragen zu bekommen.

Wir können den natürlichen Theta-Zustand kurz vor dem Einschlafen und gleich nach dem Aufwachen erfahren. Nach dem Aufwachen, wenn die Augen noch geschlossen sind und der Körper unbeweglich ist, befinden wir uns in einem natürlichen Theta-Zustand. Falls es uns gelingt, in diesem Zustand eine Zeit lang zu verweilen, können wir die Konzentrationen sehr wirksam durchführen.

Wenn wir lernen, in diesem tiefen Entspannungszustand einen Teil des Bewusstseins im »Arbeitsmodus« aufrechtzuerhalten, das heißt, nicht einzuschlafen und nicht ganz aufzuwachen, dann steht auch unserer Verjüngung und anderen Möglichkeiten nichts mehr im Weg. Im Alpha- und Theta-Rhythmus des Gehirns, in diesem rätselhaften mystischen Zustand, sind die Tore des Unterbewussten weit offen, und unser Unterbewusstes ist bereit, die neuen Informationen und Programme aufzunehmen.

Wenn wir unsere negativen und destruktiven unterbewussten Programme ändern, dann können wir unsere Realität und uns selbst in die gewünschte Richtung verändern.

Jon Kecho sagt: »Das Unterbewusstsein kann alles«, und das ist so, weil unser Unterbewusstsein alle Prozesse unseres Körpers und unseres Verstandes steuert.

Durch die Konzentration des Bewusstseins im Trancezustand lassen sich die tiefsten negativen Programme verändern. Während der Konzentration sinken die gewünschten Gedanken und Programme in unser Unterbewusstsein, lassen sich integrieren und kehren dann im Wachbewusstsein mit neuer Kraft zurück. Es sind jene Programme beziehungsweise Informationen, durch die wir genesen und uns verjüngen, die uns helfen, Probleme zu lösen, an Gewicht zu verlieren, schädliche Gewohnheiten zurückzulassen und sogar den eigenen Charakter zum Besseren zu verändern.

Die Russische Informationsmedizin lehrt, diesen mystischen Zustand bewusst zu erfahren und auszudehnen, zu erforschen und bewusst einzusetzen. Dafür gibt es spezielle Techniken, um auch tagsüber bei Bedarf möglichst schnell in diesen Zustand hineinzukommen, ohne dabei einzuschlafen.

6. Der geistige Zustand des Menschen ist der wichtigste Faktor bei der Ausübung der Russischen Heiltechniken.

In der Russischen Informationsmedizin bezeichnet man diesen höheren geistigen Zustand als steuernden oder schöpferischen Zustand des Bewusstseins, in dem auch die Wahrnehmung des Menschen erweitert ist. In diesem Zustand betrachtet der Mensch alle Objekte der Realität (die Materie) als dynamische Formen, die in ständiger Veränderung und in untrennbarer Verbindung zueinander stehen. Er betrachtet auch sich selbst als untrennbar mit allen Objekten und Elementen der Welt verbunden. Es ist der Zustand der bedingungslosen Liebe sowohl zu sich selbst als auch zu allen Menschen und Lebewesen. Man empfindet unendliche Freude am Dasein, Akzeptanz und Toleranz, das Gefühl der Sicherheit, Geborgenheit und der Glückseligkeit. Das Gefühl der Liebe und Dankbarkeit verleiht der Gedankenform beziehungsweise der Zielformulierung genau jene Energie, die sie braucht, um sich zu manifestieren.

KAPITEL 12

Elemente der Konzentration

Wahres Bewusstsein ermöglicht
das ewige Leben und die
ewige harmonische Entwicklung.
Grigori Grabovoi

1. Die Vorbereitung auf die Konzentration

Die Vorbereitung auf die Konzentration dient dazu, den Menschen sowohl auf die Steuerung einzustimmen, das heißt, in den steuernden, höheren geistigen Zustand zu versetzen, als auch in den leichten Trancezustand, den erweiterten Bewusstseinszustand, zu bringen, was für den Erfolg einer Steuerung wichtig ist. Bei der Vorbereitung auf die Konzentration wird der Blick nach innen gewandt. Man verbindet sich mit der höheren Ebene des Seins und geht bewusst in den Schöpfungsprozess hinein. Man erkennt sich als göttliches Wesen und verbindet sich bewusst mit seiner Schöpferkraft.

2. Während der Konzentration die eigenen übersinnlichen Fähigkeiten des Visualisierens, Spürens, Empfindens und Fühlens nutzen

Das Visualisieren hat ein großes Potenzial. Wenn der Mensch lernt, seine Ziele und Gedanken zu visualisieren, erreicht er leichter das Gewünschte und programmiert sein Unterbewusstes viel schneller, weil sein Gehirn die Bilder der physikalischen Realität von den visualisierten Bildern kaum unterscheiden kann.

Es ist wichtig, sowohl die Arbeit mit den Symbolen zu visualisieren als auch sich selbst im gewünschten optimalen Zustand zu sehen: ewig jung, absolut gesund, glücklich, vollkommen etc. Es ist ebenso hilfreich, die eigenen Organe als Kinder oder als treue Mitarbeiter zu betrachten, die bereit sind, uns zu folgen.

Wir sind für sie Gott und Schöpfer. Sie schauen zu uns auf und »lauschen« auf unsere Gedanken, Gefühle, Glaubenssätze und Überzeugungen. Füllen Sie Ihre Organe und Zellen mit dem strahlend weißen oder goldenen Licht aus der unendlichen göttlichen Schöpfung (zum Beispiel mit dem Licht der Ewigkeit oder mit dem Licht »der Liebe und des Wissens des Schöpfers«), und lösen Sie in diesem Licht alles auf, was »dem Göttlichen« nicht entspricht. Alle Abweichungen von der »göttlichen Norm« (Krankheiten, Schmerzen, Alterserscheinungen, Ablagerungen etc.) dürfen sich auflösen. Sie »sehen« diese etwa als dunkle Flecken, Steinchen oder Ähnliches. Dafür können Sie sogar Ihre imaginären Hände nutzen und das Dunkle entfernen.

Konzentrieren Sie sich auf dieses Bild. Speichern Sie dieses Licht in Ihrem Körper, in den hilfsbedürftigen Organen und in jeder Zelle Ihres Körpers. Erschaffen Sie aus dem Licht der Ewigkeit eine strahlende Pyramide um sich herum – eine dichte Aura, die Sie vor allem Äußeren schützt, was Ihnen nicht guttut.

Lernen Sie, Ihren Körper, Ihre Organe, bestimmte Körperteile (Ihr Gesicht, Ihren Hals, die Problemzonen etc.) zu spüren und zu empfinden. Nehmen Sie in Ihrem Körper die entsprechenden Veränderungen beziehungsweise die Energie als Wärme, Kälte oder Vibration wahr. Nur dann können Sie sie am besten verändern.

Fühlen Sie die unendliche Freude am Dasein, Frieden, Glück, bedingungslose Liebe, Harmonie und tiefe Dankbarkeit.

Schicken Sie jedem Organ, jeder Zelle Ihres Körpers Liebe und Dankbarkeit, Zuneigung und Zuversicht, ein Lächeln und eine Umarmung. Das Gefühl der Liebe und Dankbarkeit, der Freude des Daseins, des Glücks, der Harmonie, der Einheit mit der gesamten Schöpfung zeigt Ihren hohen Bewusstseinszustand und erschafft jene Energie, die für die Regeneration, Heilung, Verjüngung und Materialisation des Gewünschten unentbehrlich ist.

Unser gehobener geistiger Zustand verleiht unseren Gedankenformen »Flügel« – die nötige Energie, damit sie sich materialisieren können. Unser Wille und unsere Entschlossenheit geben Ihnen dafür die Kraft und Macht, um dabei alle Hindernisse auf dem Weg zu überwinden.

So ordnet sich die Materie unseres Körpers der Kraft unseres Bewusstseins und unserem Willen unter.

3. Fixierung der Steuerung

Sie können im Anschluss an die Steuerung das Ritual des Fixierens durchführen, um sich in Einklang mit dem Gewünschten zu bringen. Damit setzen Sie das Signal, dass Sie bereit sind, das Gewünschte zu empfangen. Das Fixieren dient dazu, die eigenen Schwingungsfrequenzen an das Gewünschte anzupassen, sich »im Haben zu empfinden« und sich auf die Resonanz mit dem Ergebnis einzustimmen.

Wie schnell das Gewünschte materialisiert wird, ist vor allem vom Bewusstsein des Menschen abhängig: von seinen Gedanken, seinen Erwartungen, seinem geistigen Zustand und seiner Willenskraft sowie vom kollektiven Bewusstsein.

Die Wahrnehmung des Menschen, die von seinem Bewusstsein abhängig ist, muss es »erlauben, das Gewünschte im Leben zu empfangen«. Deswegen trägt jede Steuerung/Konzentration zum neuen höheren Bewusstseinszustand bei und entwickelt es auf dem schnellsten Wege.

TEIL 3

Erkenne, dass Gott der unendliche Geist des Lebens und der Liebe ist, dass alles Leben gottdurchpulst und alles, was auch kommt, gut ist. Erkenne, dass du als Kind des Ewigen ein unverlierbares Recht auf dauernde Gesundheit und wachsendes Glück hast, die den natürlichen Zustand deines Wesens und Lebens bilden. Erfülle dein Bewusstsein immer von neuem mit Gedanken der Liebe, des Vertrauens und der Kraft. Denke und fühle dich so, wie du zu sein wünschest.

K. O. Schmidt[15]

KAPITEL 13

Harmonie, Liebe, Dankbarkeit

Frieden, Liebe, Harmonie im Herzen der Menschen erschaffen Frieden, Liebe und Harmonie in der ganzen Welt.
O. H.

Harmonie, Liebe, Dankbarkeit im Herzen und unendliche Freude am Dasein sind Zeichen des hoch entwickelten Bewusstseins des Menschen.
Wir leben in einem lebendigen Universum, in einem Raum, der unseren Gedanken, unserem Glauben, unseren Erwartungen und Gefühlen folgt und sie ständig widerspiegelt.

Wenn der Mensch gegen das Leben eingestellt ist, keine Dankbarkeit für das Leben empfindet, das Leben nicht liebt, nichts Gutes in seinem Leben erwartet und das Leben der anderen Lebewesen nicht schätzt, warum soll das Leben ihn beschenken und ihm mit Zuneigung und positiven Ereignissen antworten? Die Liebe zum Leben ist immer beidseitig. Auf der mentalen Ebene führt die Entscheidung gegen das Leben zu Alterung, Krankheiten und Tod. Im Gegenzug dazu sind seelische Ausgeglichenheit, Harmonie, Liebe, Freude, Dankbarkeit, Frieden im Herzen Zeichen des hoch entwickelten Bewusstseins und die Voraussetzung für Genesung, Verjüngung und die Erfüllung der Wünsche. Sie sind der Magnet für die Lebensenergie des Universums. Sie sind die mächtigsten Programme, die den Menschen verjüngen, genesen lassen und ihn positiv verändern. Sie sind die Voraussetzung für die ewige Jugend und das ewige Leben.

Diese Gefühle heben die Schwingungsfrequenzen des physischen Körpers an und tragen zur Verjüngung, Genesung und Erfüllung der Wünsche bei. Es ist nicht möglich, Glück und vollkommene Gesundheit, ewiges Leben und ewige Jugend in der Außenwelt zu finden, solange man diese nicht in sich bewusst erschaffen hat.

Unser Herz ist die innere Sonne in uns.

Die Sonne als Zentrum unseres Sonnensystems ist ein lebendiges Wesen, das unser Sonnensystem am Leben hält. Das eigene Herz, die Sonne in unserem Körper, ist genauso lebenswichtig.

Deshalb muss es immer vor allen negativen Informationen geschützt werden. Wenn der Mensch ewig und glücklich leben möchte, muss er in sich Liebe und positive Gedanken, Gefühle und Einstellungen zum Leben und zu sich selbst kultivieren. Er muss im Herzen nur die schönsten Gefühle pflegen, bedingungslose Liebe zu sich selbst und allen Lebewesen und die unendliche Dankbarkeit, Freude am Dasein und Lebensdurst empfinden.

KAPITEL 14

Das Wissen des Menschen hat höchste Priorität

Das kleine Wissen trennt uns von Gott,
das große Wissen bringt uns zu Gott zurück.
Verfasser unbekannt

Der wahre Weg des Menschen ist der Weg des Wissens.
O. H.

Nur der Mensch, der Fragen stellt, nach Wissen strebt, kann etwas erreichen. Wie ist unser Universum aufgebaut? Wie erschafft das »leere« Atom die »feste« Materie? Welche geistigen Gesetze herrschen in unserer Weltschöpfung? Ist unsere Realität »real«? Welche grundlegenden Prinzipien hat das Leben?

Welche geistigen Gesetze herrschen in unserer Welt? Es ist unsere Aufgabe, die Bedingungen der physikalischen Realität, in die wir hineingeboren sind, zu erkennen und zu erforschen, »hinter die Kulissen der Materie zu sehen«, unser geistiges Potenzial zu entwickeln, um die Realität zum Wohl aller Menschen bewusst steuern zu lernen, um das Leben frei von Alterung, Krankheiten und Tod zum Wohl aller Lebewesen zu erschaffen.

Es ist wichtig, dass das neue Wissen alle Menschen erreicht, damit alle Menschen ihren schöpferischen Status erkennen, das göttliche Erbe annehmen und ihr unbegrenztes schöpferisches Potenzial bewusst einsetzen. Es ist ebenso wichtig, dass die Menschen danach streben, ihr Bewusstsein zu entwickeln.

Es sollten möglichst viele Menschen darüber Bescheid wissen, dass ewiges Leben und ewige Jugend sowie das Leben ohne Krankheiten und Alterung, ohne Kriege und (Natur-) Katastrophen möglich sind. Es sollten alle Menschen erfahren, dass sie die eigene und kollektive Realität mit erschaffen, dass sie sie bewusst steuern können und dadurch für sie auch eine enorme Verantwortung tragen.

Die göttliche Welt als »Bildschirm des Daseins« ist neutral. Die Wahl, welche Realität wir als Menschheit erleben, liegt bei uns. Ob wir die Erde zerstören oder in ein blühendes Paradies für alle Lebewesen verwandeln, hängt nur von uns ab. Und diese Wahl müssen wir bewusst mit jedem Gedanken, mit jedem Gefühl und Glaubenssatz treffen.

KAPITEL 15

Der Mensch und seine Fähigkeiten

Du bist ein geistiges Wesen.
Du bist die Darstellung des Schöpfers in der physikalischen Realität.
Du bist nach seinem Ebenbild erschaffen.
O. H.

Nach der Russischen Informationsmedizin ist jeder Mensch ein perfektes, selbstregulierendes und selbsterschaffendes System, das eine beliebige Realität erschaffen kann. Die Gedanken, Gefühle, Glaubenssätze und Überzeugungen des Menschen bekunden seinen »freien Willen« und zeigen seinen Entwicklungsgrad an. Sie bestimmen seine Wahrnehmung der Welt, seinen Lebensweg und seine Realität. Durch die Entwicklung des Bewusstseins kann jeder sein Leben verändern und »das Unmögliche« erreichen.

Jeder Mensch – als ein göttliches Wesen – kann lernen, die Prozesse seines Körpers und die Ereignisse seines Lebens mit der Kraft seines Bewusstseins zu steuern und das Leben und seine Gesundheit zum Positiven zu verändern.

Der Mensch ist fähig, auf seinen Pulsschlag, Stoffwechsel, Blutdruck, auf Funktionen seiner Organe und seines Körpers mit seinem Bewusstsein und seiner Willenskraft einzuwirken.

Der Mensch ist ein unbegrenztes Wesen. Er ist mit allen Objekten und Elementen der Welt verbunden und kann auf sie bewusst einwirken.

Es ist möglich, die mächtigen verborgenen Reserven des Menschen für die Heilung, Verjüngung und sogar das ewige Leben zu aktivieren. Die Mystiker sprechen hier auch von einer Transformation des Körpers und des gesamten Wesens des Menschen. Sie sprechen vom Lichtkörper, der keine Krankheiten und Alterung kennt. Es ist jener Energiekörper, der über Raum und Zeit hinausführt.

Die Menschen tragen ein großes verborgenes Potenzial in sich, dessen Ausmaß wir uns im Moment nur schwer vorstellen können. Die Fähigkeiten und Möglichkeiten des Menschen sind enorm und warten nur darauf, entwickelt zu werden.

Erkenne, wer du bist: Du bist ein geistiges Wesen. Du bist die Darstellung des Schöpfers in der physikalischen Realität. Du bist nach seinem Ebenbild erschaffen. Du bist ein einzigartiges Geschöpf mit einem enormen göttlichen Potenzial und schöpferischer Kraft in dir! Erkenne deine enorme schöpferische Kraft und Macht. Komm aus der Opferrolle heraus und nutze diese Kraft zu deinem und zum Wohl aller Lebewesen.

KAPITEL 16

Wahre Aufgaben und Ziele des Menschen

Die Alterung wird der Ewigen Jugend weichen.
Grigori Grabovoi

Der Schöpfer … realisiert die Ewigkeit in der Welt. Die Menschen sollten den Schöpfer beim Verwirklichen Seiner Ideen unterstützen … jede Tat des Menschen sollte von Anfang an auf das Ewige Leben ausgerichtet sein … Wir sollten intensiv die Informationen der äußeren Realität verändern, indem man eine neue ewige Realität, also das ewige Leben, erschafft.
Grigori Grabovoi

Der Weg der eigenen Bewusstseinsentwicklung ist der Weg zu Gott.
O. H.

Wir leben in einem unendlichen, offenen Kosmos. Unser Planet ist wie ein Staubkorn, das mit enormer Geschwindigkeit in der kosmischen Unendlichkeit fliegt. Durch unser tägliches Leben und unsere Sorgen vergessen wir jedoch, was unsere wichtigste Aufgabe bei der Erschaffung unserer Realität ist.

Die wahre Aufgabe des Menschen ist es, die Realität zu erforschen, sein Bewusstsein zu entwickeln und das Vorhaben des Schöpfers zu verwirklichen: die Welt im göttlichen Sinn, frei von Alterung und Tod bewusst zu erschaffen. Liebe, Glück, Freude am Dasein, Glückseligkeit und ewige, unendliche harmonische Entwicklung für sich und alle Lebewesen im göttlichen Sinn zu gewährleisten. Das Ziel des menschlichen Daseins ist es, ein ewiges Leben in Freude und Glück, Harmonie und Frieden, Gesundheit und Glückseligkeit, in einem ewig jungen Körper zu führen. Das ist das wahre Leben, das der Schöpfer für alle Menschen und Lebewesen vorgesehen hat. Der Schöpfer hat den Menschen für das ewige Leben nach seinem Antlitz erschaffen. Deshalb sollte der Mensch, wie der Schöpfer, frei von Alterung, Krankheit und Tod sein.

Die Menschheit muss sich das nötige Wissen dafür aneignen und an den Lösungen für diese globalen Aufgaben wachsen.

Die Menschheit muss das Gewünschte für möglich halten und bewusst, gemäß den Gesetzen des göttlichen »Computerprogramms«, das Beste für sich und für das allgemeine Wohl erschaffen. Das ist der göttliche Plan, der von den Menschen realisiert werden muss. Die Verjüngung und das ewige Leben des Körpers sind die mögliche Realität, sie sind die immer existierende potenzielle Möglichkeit und zeigen die Reife der Menschheit an. Das Leben als Produkt des ewigen Geistes, der ewigen Seele und des ewigen Bewusstseins kann für alle ewig sein.

Manche Menschen meinen, dass im Fall eines ungewöhnlich langen Lebens die Ressourcen der Erde nicht ausreichen würden, um alle zu ernähren. Dabei vergessen sie, dass die Erde auch ein lebendiges, selbstregulierendes Wesen ist, mit der wir im harmonischen Einklang leben sollten. Sie vergessen, das unser Universum eine lebendige Substanz beziehungsweise Energie, ein Hologramm, einen »unendlichen Raum der Varianten« darstellt, der voller Überfluss ist.

Unsere Aufgabe ist es, durch das neue Wissen die Wahrnehmung der Realität zu erweitern, unser Bewusstsein zu entwickeln, an das tiefere Verständnis dieser Welt zu gelangen und die Kraft unseres Geistes und Bewusstseins für die Erschaffung der gewünschten Realität einzusetzen. Die vierte Dimension ist nicht die einzige Möglichkeit für unsere Existenz. Je weiter das Bewusstsein des Menschen entwickelt ist, umso höhere Dimensionen mit viel größeren Möglichkeiten werden wir erschließen.

Wir leben in der neuen Zeit, im »Wassermannzeitalter«. Es ist die Zeit der großen Veränderungen im Kosmos und im Bewusstsein des Menschen. Die Zeit der Anhebung der Schwingungsfrequenz der Erde, der langsamen Veränderung der Pole, des neuen Wissens und des Übergangs in die fünfte Dimension.

Die Maya haben vorausgesagt, dass in unserer Zeit die neue Epoche der fünften Sonne beginnt. Jetzt endet die Epoche der vierten Sonne, und wir gehen langsam in die fünfte über. Das ist der Übergang in die neue Form der Existenz von einem alltäglichen Menschen zum Menschen der höheren Dimensionen – zu Menschen-Göttern.

Wie diese Veränderungen für die Menschheit und die Erde ablaufen, hängt ganz von uns ab. Wir leben in einer Zeit, in der die Menschheit vor eine große Herausforderung gestellt wird. Daher tragen wir alle die Verantwortung für unseren Planeten und die Welt, in der wir leben.

Unser aller Ziel sollte es sein, der menschlichen Geschichte eine positive Richtung zu geben. Wir alle sind die Co-Autoren dieser Realität. Wir erschaffen gemeinsam den »Film« über die Erde und ihre Bewohner, in dem wir die Hauptdarsteller sind.

Jeder von uns ist Teil des absoluten kosmischen Bewusstseins und nimmt am kosmischen Spiel und an seiner Entwicklung teil.

Jeder von uns erschafft und steuert unsere Welt. Die Erfahrungen eines jeden von uns sind Erfahrungen des kosmischen Bewusstseins. Ohne Menschheit kann sich das Universum nicht vollständig entwickeln, weil wir Menschen sein unentbehrlicher Teil sind. Unsere Rolle im Universum ist enorm, und jeder von uns zählt.

Der Mensch kann jedoch nur die Realität wahrnehmen, die seinem Bewusstsein entspricht. Daher ist es die wichtigste Aufgabe der Menschheit, das eigene und das kollektive Bewusstsein zu entwickeln, sich auf das Göttliche, das uns innewohnt, auszurichten und die Realität im göttlichen Sinn für alle Lebewesen zu erschaffen: frei von Krankheiten, Alterung, Leid und Tod. Dies ist kein Weg des Kampfes, denn im Kampf sind wir immer die Verlierer. Der wahre Weg des Menschen ist der Weg des Wissens und der eigenen Entwicklung.

Wenn der Mensch aufhört, sich weiterzuentwickeln, setzt der körperliche und der geistige Verfall ein. Anstelle der Evolution beginnt dann die Involution.

Daher ist es die Aufgabe des Menschen, sich im Leben höhere Ziele zu setzen. Ziele, die im Einklang mit dem Göttlichen und der gesamten Schöpfung sind. Wenn wir hohe göttliche Ziele im Leben haben, die auf das Wohl der ganzen Menschheit und der Schöpfung ausgerichtet sind, erhalten wir Unterstützung vom ganzen Universum. »Ein Baum, der Früchte trägt, stirbt nicht«, sagt ein altes russisches Sprichwort.

Die Materie des menschlichen Körpers passt sich immer den geistigen Zielen des Menschen an, weil die Materie immer dem Geist und dem Bewusstsein des Menschen folgt.

KAPITEL 17
Die Praxis: Techniken der Verjüngung

Wunder befähigen Dich, Kranke zu heilen und Tote zu erwecken, weil Du Krankheit und Tod selbst gemacht hast und daher beide abschaffen kannst. Du bist ein Wunder, fähig, nach dem Ebenbild Deines Schöpfers zu erschaffen. Alles andere ist Dein eigener Albtraum und existiert nicht. Nur die Schöpfungen des Lichtes sind wirklich.
Ein Kurs in Wundern[16]

1 Vorbereitung auf die Konzentration

Die folgende Vorbereitung auf die Konzentration sowie die Konzentrationen können Sie im Sitzen durchführen. Sorgen Sie dafür, dass Sie in Ruhe und ungestört sind. Dann nehmen Sie eine bequeme, aufrechte Haltung ein, schließen Sie die Augen, und verinnerlichen Sie zur Einstimmung die folgenden Worte:

»Ich wirke wie der Schöpfer und erschaffe bewusst meine neue Realität.

Ich wirke im Einklang mit der Seele, dem Geist, dem Bewusstsein und der Liebe des allumfassenden Schöpfers, entsprechend der Ewigkeit der Welt.

Göttliches Licht von allen Objekten des Universums, hilf mir bei der Durchführung meiner Konzentration.«

Visualisieren Sie nun bitte die folgenden vier Sätze:

Der erste Satz

»Ich stehe auf der Plattform des Wissens des Schöpfers.«
Visualisieren Sie eine silbern-violett leuchtende Plattform, einen Kreis als Symbol für »allumfassendes Wissen des Schöpfers«, für allumfassendes Bewusstsein, für das »kosmische Internet«, für die »kosmische Datenbank«.

Visualisieren Sie sich selbst oder Ihr eigenes Abbild auf dieser Plattform und betrachten Sie, wie das zarte silbern-violette Licht in Ihren Körper hinaufströmt, von den Füßen nach oben bis zum Kopf.

Symbolisch bedeutet das: Ich verbinde mich mit dem göttlichen Wissen, mit dem allumfassenden Bewusstsein, mit allem, was ist. Ich bin ein untrennbarer Teil davon.

Sehen Sie jetzt Ihr Abbild oder sich selbst in einem wunderschönen silbern-violetten Licht leuchten, und fühlen Sie sich mit allem, was ist, verbunden.

Der zweite Satz

»Ich bin im Lichtstrom der Ewigkeit.«
Visualisieren Sie bitte um sich herum eine wunderschöne silberweiße Pyramide aus silberweißem Licht, dem Licht der Ewigkeit, das von oben nach unten durch Ihren Körper hindurchströmt, und nehmen Sie dieses Licht ganz bewusst in sich auf.

Betrachten Sie, wie dieses Licht der Ewigkeit in Ihren Körper hineinströmt und die heilige Geometrie, die »göttliche

Ordnung«, die Gesundheit, die Regeneration und die Heilung Ihres Körpers bewirkt. Spüren Sie und fühlen Sie die geistige und körperliche Aufrichtung in sich. Ziehen Sie die Schultern zurück, setzen Sie sich gerade hin, legen Sie ein wunderschönes Lächeln auf Ihr Gesicht, und setzen Sie die »Krone des Schöpfers« auf. Spüren Sie die göttliche Macht und Kraft, die durch Sie wirkt, und seien Sie sich der enormen Verantwortung bewusst.

Der dritte Satz

»Ich bin im Zentrum meines ewigen Lebens.«

Visualisieren Sie bitte ein gleichschenkliges Kreuz oder ein Koordinatensystem als Symbol Ihres ewigen Lebens.

Horizontal ist die Zeitachse, vertikal ist die Raumachse, und stellen Sie sich in das Zentrum von diesem Kreuz.

Dieses Symbol bedeutet: Obwohl ich als menschliches Wesen in der physikalischen Realität mit meiner Logik agiere, bin ich gleichzeitig eine unendliche Seele, ewiger Geist und göttliches Bewusstsein und wirke außerhalb von Zeit und Raum auf allen Ebenen und Dimensionen. Ich wirke im göttlichen Sinne und zum Wohle von allen Lebewesen.

Der vierte Satz

»Ich bin im ›Zentrum der Seele‹ des Schöpfers.«

Visualisieren Sie bitte einen leuchtenden, strahlenden, unendlichen Sternenhimmel und den schönsten Stern, der Sie »anblitzt und anlächelt«. Bestimmen Sie, dass dieser Stern ein Symbol für Ihre Seele ist, und Ihre Seele ist »im Zentrum der Seele des Schöpfers«. Fühlen Sie sich dadurch gut aufgehoben, geschützt, unterstützt, angenommen durch den Schöpfer selbst, fühlen Sie sich wie beim Schöpfer »in der Brusttasche«.

2 Umstellung meines Körpers auf die vollkommene Gesundheit und ewige Jugend

Das Ziel der Steuerung

»Für die Erlösung aller Menschen und für die ewige harmonische Entwicklung der Welt, vollkommene Regeneration, Wiederherstellung und Heilung, absolute, vollkommene Gesundheit, ewiges Leben meines Körpers und Verjüngung auf das optimale Alter.«

Die Steuerung

Sehen Sie in sich hinein wie in einen unendlichen Sternenhimmel.

Gehen Sie mit der Kraft Ihres Bewusstseins auf die atomare und subatomare Ebene Ihres Körpers, und sehen Sie diesen unendlichen Sternenhimmel in sich. Diese Gestirne sind Ihre Atome und subatomaren Teilchen. Betrachten Sie diesen unendlichen Sternenhimmel in sich, und visualisieren Sie jetzt von oben das **hellgrüne Licht der absoluten, vollkommenen Gesundheit,** das durch Ihre Atome und subatomaren Teilchen, Quanten Ihres Körpers hindurchströmt und alle »Abweichungen von der göttlichen Ordnung« – die Information der Krankheit, der Alterung und des Todes, alle Alterserscheinungen – auflöst und Sie davon befreit und die Wiederherstellung und vollkommene Heilung in Ihrem Körper bewirkt.

Nehmen Sie ganz bewusst das zarte **hellgrüne Licht** in sich auf. Es bewirkt die Wiederherstellung der vollkommenen Gesundheit in Ihrem Körper und in Ihrem Wesen. Betrachten Sie, wie die Atome und Quanten Ihres Körpers wie hellgrüne Gestirne leuchten und strahlen, und spüren Sie dieses zarte hellgrüne Licht in Ihrem Körper. Spüren Sie die Vibration oder die Wärme, und sehen Sie sich vollkommen gesund, jung, glücklich, vollkommen.

Visualisieren Sie jetzt **silberweißes Licht** von oben, das **Licht des ewigen Lebens und der ewigen Jugend.** Dieses silberweiße Licht leuchtet, strömt durch Ihre Atome und subatomaren Teilchen, durch die Quanten Ihres Körpers hindurch und löst alle Abweichungen von der göttlichen Norm auf: Alterserscheinungen, Information der Alterung und des Todes, macht Sie jung und vollkommen »nach der göttlichen Norm und Ordnung«, so wie der Schöpfer Sie sieht. Ewig und vollkommen. Ihre Atome und subatomaren Teilchen, die Quanten Ihres Körpers, nehmen jetzt dieses silberweiße Licht in sich hinein, das Licht des ewigen Lebens und der ewigen Jugend. Sie nehmen das Licht in sich auf und fangen an, silberweiß zu leuchten. Der Körper sieht jetzt wie ein strahlender, klarer Sternenhimmel aus.

Erschaffen Sie, bauen Sie jetzt aus den gereinigten Atomen und den subatomaren Teilchen, den strahlenden leuchtenden Quanten Ihres Körpers, die jetzt die neue Information der »göttlichen Norm« und der heiligen Geometrie in sich tragen, der vollkommenen Gesundheit und ewigen Jugend, einen jungen, vollkommenen, gesunden Körper auf. Sehen Sie und empfinden Sie sich vollkommen gesund und jung. Spüren Sie, wie Ihr Körper an die neue Energie angepasst wird, spüren Sie Wärme, Vibration. Das sind alles die Zeichen Ihrer Heilung. Fühlen Sie sich jung und gesund, glücklich und vollkommen.

Danke.

3 Amrita, das Elixier der ewigen Jugend – die Epiphyse, die Zirbeldrüse, im Körper aktivieren

Das Ziel der Steuerung

»Für die Erlösung aller Menschen, für die ewige, harmonische Entwicklung der Welt, ewiges Leben, ewige Jugend, vollkommene Gesundheit für mich und für alle Lebewesen.

Glück, Liebe, Harmonie, Freude, Toleranz und Akzeptanz, Glückseligkeit in meinem Herzen.«

Die Steuerung

Visualisieren Sie sich selbst oder Ihr eigenes Abbild. Betrachten Sie Ihren Kopf, Ihr Gehirn, beide Gehirnhemisphären, und visualisieren Sie eine kleine pulsierende Sphäre zwischen Ihren beiden Gehirnhälften. Das ist ein Symbol für Ihre Zirbeldrüse, die Epiphyse. Sie sieht jetzt wie ein kleiner leuchtender Vollmond aus, und sie pulsiert.

Sie stellt das Amrita her, das Elixier der ewigen Jugend. Und bei jedem Pulsieren gibt sie einen Tropfen des Elixiers in Ihren Körper hinein.

Konzentrieren Sie sich auf den weiß leuchtenden Vollmond, Ihre Epiphyse, und betrachten Sie, wie bei jedem Pulsieren ein Tropfen des Elixiers der ewigen Jugend in Ihren Körper hineinströmt.

Nehmen Sie die Tropfen des Amrita bewusst in die gewünschten Regionen und Organe Ihres Körpers auf. Leiten Sie diese Tropfen in die Organe Ihres Körpers, die besonders Ihre Hilfe und Unterstützung brauchen, und füllen Sie sie mit diesem Licht auf, mit dem Amrita, mit dem Elixier der ewigen Jugend.

Betrachten Sie, wie diese Organe sich verjüngen, regenerieren, genesen, sich wiederherstellen und zu heilen beginnen. Sie werden zu leuchtenden, strahlenden Sphären, strahlenden kleinen Sonnen.

Füllen Sie nach und nach alle Ihre Organe und Ihren gesamten Körper mit dem Elixier der ewigen Jugend auf. Beobachten Sie und spüren Sie das Tropfen des Elixiers über den Tag, seien Sie sich der Arbeit der Epiphyse in Ihrem Körper immer wieder bewusst. Wiederholen Sie für sich immer wieder das Ziel Ihrer Konzentration.

Sehen Sie sich als vollkommen gesund, ewig jung, strahlend, glücklich, vollkommen; so wie der Schöpfer Sie erschaffen hat.

Spüren Sie die Verjüngung, Regeneration, Heilung, Wiederherstellung Ihres Körpers.

Fühlen Sie Liebe, Dankbarkeit, unendliche Freude des Daseins, Glück, Toleranz, Akzeptanz in Ihrem Herzen.

Danke.

4 Die Wiederherstellung des ewigen Lebens und der ewigen Jugend mithilfe der eigenen Seele

Der physische Körper ist das »Abbild der Seele« in der physikalischen Realität. Die Seele kann immer einen vollkommenen, gesunden, unzerstörbaren, ewigen, jungen Körper nach Ihrem Antlitz erschaffen. Diese Fähigkeit der Seele nutzen wir in dieser Technik.

Das Ziel der Steuerung

»Für die Erlösung aller Menschen, für die ewige harmonische Entwicklung der Welt, Regeneration, Wiederherstellung, Heilung meines Wesens und meines Körpers, vollkommene Gesundheit, Verjüngung auf das optimale Alter, ewiges Leben meines physischen Körpers. Sinnvolles, glückliches, harmonisches, friedliches und erfülltes Leben im göttlichen Sinne für mich und für alle Lebewesen und für alles, was ist.«

Die Steuerung

Wenden Sie sich nach innen, in Ihr eigenes unendliches Universum, und stimmen Sie sich auf die Ebene Ihrer eigenen Seele ein. Dafür visualisieren Sie hellblaues bis türkisfarbenes Licht, das Licht Ihrer Seele, und wiederholen Sie ein paarmal die Worte: »Meine Seele, meine Seele ist Liebe.« Sobald Sie die bedingungslose Liebe empfinden, das Gefühl, geliebt und angenommen zu sein, empfinden, befinden Sie sich auf der Ebene Ihrer Seele.

Bitten Sie Ihre Seele um die Erlaubnis, in ihre Augen zu blicken, um die Heilkraft, Weisheit, das ewige Leben und die ewige Jugend zu tanken und auf Ihren physischen Körper zu übertragen.

Wiederholen Sie: »Augen meiner Seele, Augen meiner Seele«, und erblicken Sie vor sich die wunderschönen, überwältigenden, türkisblauen Augen, die Augen Ihrer Seele.

Strahlendes Licht und das unendliche, überwältigende Gefühl der bedingungslosen Liebe, der Akzeptanz und Toleranz, des Angenommenseins gehen von den Augen Ihrer Seele aus. Fühlen Sie sich in diesem Licht geliebt, geborgen und umarmt von Ihrer Seele.

Heilen Sie Ihren **feinstofflichen Körper** mit dem Licht der Augen Ihrer Seele. Visualisieren Sie, wie die Verletzungen, Wunden auf Ihrem feinstofflichen Körper gereinigt und geheilt werden: Alle Enttäuschungen, Ängste, Ärger, Verlustschmerzen werden in diesem Licht aufgelöst.

Visualisieren Sie, wie die Wunden sich schließen und der feinstoffliche Körper in seiner strahlenden Schönheit wiederhergestellt wird.

Visualisieren Sie jetzt, wie Ihr **physischer Körper** im Licht Ihrer Seele geheilt wird: Die Organe, die Ihre Hilfe brauchen, werden regeneriert und wiederhergestellt. Alles Dunkle, alles, was der »göttlichen Ordnung« nicht entsprach, ist jetzt aufgelöst. Die hilfebedürftigen Organe nehmen dankbar das Licht der Augen Ihrer Seele auf, regenerieren und heilen sich.

Nehmen Sie aktiv an diesem Heilprozess teil, heilen Sie aktiv Ihren Körper, und füllen Sie ihn mit dem Licht der Ewigkeit auf, mit dem Licht der Augen Ihrer Seele.

Sehen Sie sich im Licht der Augen Ihrer Seele absolut gesund, jung, ewig, vollkommen.

Und jetzt wechseln Sie: Sie sind die Seele, die Augen der Seele sind Ihre Augen, und Sie als Seele betrachten das kosmische Spiel auf dem Planeten Erde, in dem Sie als Mensch, als Erdenwesen teilnehmen. Mit den Augen der Seele, mit liebevollen, strahlenden Augen betrachten Sie die Bühne Ihres irdischen Daseins und Ihren physischen Körper. Es kann sein, dass die Konturen Ihres physischen Körpers vorerst verschwommen und kaum sichtbar sind. Aber das Licht der Augen Ihrer Seele hat enorme Kraft in sich: Es heilt, regeneriert, gesundet und stellt Ihren physischen Körper wieder her. Es verjüngt ihn und macht Ihren Körper unzerstörbar, ewig und vollkommen gesund.

Mit den Augen Ihrer Seele betrachten Sie Ihre Organe und Körperstellen, die besonders Ihre Unterstützung und Hilfe brauchen. Sehen Sie, wie das Licht Ihrer Augen heilt, regeneriert, alle Abweichungen auflöst und die Gesundheit wiederherstellt. Alles Dunkle, das die Abweichungen von der »göttlichen Ordnung« darstellt, dunkle Steinchen oder Wolken, werden jetzt zu goldenem Sand, zu goldenem Licht aufgelöst und zur Information der Gesundheit umgewandelt. Das strahlende Licht der Augen Ihrer Seele breitet sich in Ihrem gesamten physischen Körper und allen Organen aus.

Bestimmen Sie: »Mein physischer Körper ist von meiner Seele geheilt und wiederhergestellt. Mein Körper entspricht meiner ewigen, unzerstörbaren Seele. Mein Körper ist absolut gesund, ewig jung, strahlend und vollkommen. Täglich verjüngt sich mein Körper auf das optimale Alter.«

Sehen und empfinden Sie sich vollkommen gesund, ewig jung, strahlend, vollkommen.

Spüren Sie dieses Licht der Seele in Ihrem Körper, es kann sich warm oder kühl anfühlen, es kann vibrieren oder prickeln.

Fühlen Sie in Ihrem Herzen unendliche Liebe und Dankbarkeit zu sich selbst, zu allen anderen Lebewesen, zu der gesamten göttlichen Schöpfung.

Fühlen Sie die unendliche Freude des Daseins, Glück, Frieden, Harmonie, Glückseligkeit. Fühlen Sie die untrennbare Verbindung mit Ihrer Seele, mit Gott, mit allen anderen Lebewesen, mit der gesamten göttlichen Schöpfung.

Danke.

5 Die innere Uhr des Körpers auf ewiges Leben umstellen

Das Ziel der Steuerung

»Für die Ausbreitung der Energie und Liebe des Schöpfers, für ewiges Leben und ewige Jugend für alle Elemente der Welt, ewiges Leben und ewige Jugend für mich, für meinen Körper, für mein Wesen, vollkommene Gesundheit, Liebe, Dankbarkeit, Freude, Harmonie in meinem Herzen.«

Die Steuerung

Visualisieren Sie bitte Ihr eigenes Abbild, und bitten Sie die »führende Zelle Ihres Körpers«, sich als eine kleine Sphäre/Kugel zu zeigen. Die »führende Zelle des Körpers«, das ist diejenige, die die Information von Ihrem gesamten Körper in sich trägt. Sie ist bereit, die neue Information, die Sie erschaffen, an alle anderen Zellen Ihres Körpers weiterzugeben.

Visualisieren Sie im Kern dieser Zelle ein silberweißes Zifferblatt mit Sekundenzeiger als Symbol für die Zeit, für Ihre innere Uhr. Betrachten Sie, wie der Sekundenzeiger sich bewegt, und »hören« Sie das Ticken Ihrer inneren Uhr.

Visualisieren Sie den Schöpfer in menschlicher Gestalt, und bitten Sie ihn, Ihnen den goldenen Schlüssel für diese Uhr zu geben, um sie neu aufzuziehen und ein neues Programm in Ihre innere Uhr hineinzulegen: das Programm der Unsterblichkeit, der ewigen Jugend, der vollkommenen Gesundheit, des ewigen Lebens.

Sagen Sie: »Bitte, Gott, bitte, Vater, bitte, Schöpfer des unendlichen Universums, ich bestehe auf meinem freien Willen, ich nehme mein göttliches Erbe an. Gib mir bitte den Schlüssel, den goldenen Schlüssel für meine innere Uhr, der mir Unsterblichkeit und ewige Jugend, vollkommene Gesundheit und die Ewigkeit schenkt. Ich bin bereit, mein göttliches Erbe anzutreten.«

Betrachten Sie, wie der Schöpfer Sie anlächelt und Ihnen antwortet: »Mein liebes Kind, nach deinem Willen ist dir geschehen.«

Betrachten Sie, sehen Sie zu, wie er Ihnen einen wunderschönen goldenen Schlüssel in die Hand legt, einen Zauberschlüssel. Bedanken Sie sich von Herzen beim Schöpfer, und wenden Sie sich der »führenden Zelle Ihres Körpers« zu und dem Zifferblatt, dem Symbol der Zeit, Ihrer inneren Uhr in der »führenden Zelle Ihres Körpers«. Stecken Sie den goldenen Schlüssel hinein, und wiederholen Sie das Ziel Ihrer Steuerung, wiederholen Sie Ihr innigstes Ziel:

»Für die Erlösung aller Menschen, für ewiges Leben und ewige Jugend, für alle Elemente der Welt, für alle Lebewesen, für alles, was ist, ewiges Leben für mich, ewige Jugend für meinen Körper, weit entwickeltes Bewusstsein, Leben im göttlichen Sinne, Glück, Liebe, Harmonie, Freude, unendliche Freude des Daseins in meinem Herzen.«

Drehen Sie den goldenen Schlüssel nach rechts, ziehen Sie Ihre innere Uhr wieder auf, und bestimmen Sie dabei: »Sobald ich den Schlüssel herausnehme, tickt meine Uhr gegen den Uhrzeigersinn; der Sekundenzeiger fängt an, gegen den Uhrzeigersinn zu laufen, meine Zeit wird rückläufig, bis ich mich auf das optimale gewünschte Alter verjüngt habe.« Machen Sie drei Umdrehungen mit Ihrem Schlüssel, ziehen Sie dann den Schlüssel heraus, und betrachten Sie, wie der Sekundenzeiger jetzt nach links läuft.

Das, was Sie in der »führenden Zelle« gemacht haben, überträgt sich automatisch und augenblicklich auf alle anderen Zellen Ihres Körpers. In jeder Zelle Ihres Körpers befindet sich ein Zifferblatt als Symbol für Ihre innere Zeit, Ihre innere Uhr. Betrachten Sie jetzt, wie Ihr Körper aus einer unendlichen Anzahl von Zifferblättern von Uhren besteht, und sie alle gehen gegen den Uhrzeigersinn.

Machen Sie sich bewusst, dass ab hier und jetzt Ihre innere Zeit rückläufig und Ihre Verjüngung im Gang ist.

Bestimmen Sie, dass jede zurücklaufende Sekunde Ihren Körper um eine Minute verjüngt; jede zurücklaufende Stunde verjüngt Ihren Körper um einen Tag; jeder Tag um eine Woche, jede Woche um einen Monat, jeder Monat um ein Jahr, bis Sie das optimale gewünschte Alter erreicht haben. Betrachten Sie, wie Ihr Körper sich mit silberweißem Licht auffüllt, wie er gesund und kräftig, jung und vollkommen wird.

Spüren Sie die Veränderung in Ihrem Körper, die neue Energie, Vibration, Wärme.

Fühlen Sie Liebe, Dankbarkeit, Freude, die unendliche Freude Ihres Daseins im Herzen, Frieden und Freiheit. Visualisieren Sie sich so, wie Sie sein möchten.

Danke.

6 Sich mit dem eigenen absoluten göttlichen Abbild vereinen

Das Ziel der Steuerung

»Für die Erlösung aller Menschen und für die Ausbreitung der Energie und Liebe des Schöpfers, ewiges Leben und ewige Jugend für meinen Körper, für mein Wesen und für alles, was ist.«

Die Steuerung

Visualisieren Sie bitte einen unendlichen, strahlend blauen Himmel und dann am Horizont Ihr eigenes »absolutes göttliches Abbild«: ewig jung, vollkommen gesund, strahlend.

Ihr »eigenes absolutes göttliches Abbild« kommt Ihnen entgegen. Lächeln Sie Ihrem ewigen, vollkommenen göttlichen Abbild zu, und betrachten Sie, wie Ihr Abbild zurücklächelt und Ihnen näher und näher entgegenkommt. Visualisieren Sie, wie zwischen Ihnen und Ihrem eigenen »absoluten göttlichen Abbild« ein Portal entsteht, ein Tor, das Sie mit Ihrem Abbild verbindet. Das ist ein zeiträumliches Portal. Betrachten Sie, wie Ihr »absolutes göttliches Abbild« auf Sie zukommt und mit Ihrem physischen Körper verschmilzt. Spüren Sie, empfinden Sie, wie dabei die neue Energie, neues Licht in Ihren physischen Körper hineinströmen. Spüren Sie, wie die Schwingungsfrequenzen Ihres physischen Körpers an die Schwingungsfrequenzen Ihres »absoluten göttlichen Abbildes« angepasst werden. Empfinden Sie Wärme, Vibration, ein neues Gefühl im Körper: unendliche Energie, die in Ihrem Körper entsteht.

Visualisieren Sie, spüren Sie, wie Ihr physischer Körper sich Ihrem »absoluten göttlichen Abbild« anpasst und sich verwandelt: Sehen Sie sich im gewünschten Alter, vollkommen gesund, jung, strahlend, ewig.

Fühlen Sie in Ihrem Herzen tiefe Dankbarkeit, Frieden, Glück, unendliche Freude, Akzeptanz, Toleranz allen anderen Menschen, allen Lebewesen gegenüber. Fühlen Sie in sich Weisheit und Glückseligkeit und die tiefe Verbundenheit mit Gott und mit allem, was ist: mit allen Menschen, mit der gesamten göttlichen Schöpfung.

Danke.

7 Die Quellen des unendlichen Daseins im Körper aktivieren

Das Ziel der Steuerung

»Für die Erlösung aller Menschen, für die ewige, harmonische Entwicklung der Welt, ewiges Leben, ewige Jugend, vollkommene Gesundheit für mein Wesen, für meinen Körper.«

Die Steuerung

Visualisieren Sie Ihr Bewusstsein als ein kleines Männchen, das eine Reise in Ihren Körper, in die tiefsten Ebenen Ihres Daseins unternimmt, und gehen Sie auf die Ebene Ihres Herzens.

Visualisieren Sie viele, viele Männchen, die für Sie tüchtig arbeiten – das sind die Zellen Ihres Herzens. Betrachten Sie, wie der Raum aussieht, begrüßen Sie Ihre »treuen Mitarbeiter«, und suchen Sie nach einem Tor, dem »Tor in die führende Zelle« Ihres Herzens. Finden Sie das Tor, und öffnen Sie es. Bestimmen Sie, dass Sie sich jetzt auf der Ebene der »führenden Zelle« Ihres Herzens befinden.

Sobald Sie in diesem neuen Raum sind, sehen Sie ein ganz anderes Bild. Versuchen Sie, diesen Raum »zu sehen«, zu visualisieren: Was geschieht auf der Ebene der führenden Zelle meines Herzens? Begrüßen Sie auch die Bewohner dieses Raumes, und halten Sie Ausschau nach einem neuen Tor. Das neue Tor öffnet Ihnen den Raum auf die »Ebene des Moleküls der führenden Zelle« Ihres Herzens.

Öffnen Sie dieses Tor, und erblicken Sie einen neuen Raum. Betrachten Sie die heilige Geometrie: wie präzise und genau die Atome in Ihren Molekülen eingeordnet sind. Begrüßen Sie auch die Bewohner dieses Raumes, und halten Sie Ausschau nach dem neuen Tor, dem Tor auf die »Ebene des Atoms der führenden Zelle« Ihres Herzens.

Öffnen Sie bitte auch dieses Tor, und gelangen Sie in den

neuen Raum auf die »Ebene des Atoms der führenden Zelle« Ihres Herzens. Jetzt suchen Sie nach dem letzten Tor, einem riesigen goldenen Tor. Es führt auf die »göttliche Ebene Ihres Daseins«, die Urquelle Ihres Daseins.

Öffnen Sie auch dieses Tor, und erblicken Sie einen goldenen Raum der Ewigkeit, der Unsterblichkeit, des ewigen Daseins, Ihres Ursprungs, Ihrer göttliche Quelle. Betrachten Sie diesen goldenen Raum, hören Sie die Musik Ihrer Ewigkeit, erschaffen Sie die Musik Ihres ewigen Daseins, machen Sie sie laut, optimistisch, wunderschön!

Auf die goldenen Wände dieses Raumes schreiben Sie mit silberweißem Licht Ihre innigsten Wünsche: »Vollkommene Gesundheit, Liebe, Freude, Verjüngung, ewiges Leben meines physischen Körpers; Kraft, Harmonie, Dankbarkeit, Lebensmut, Akzeptanz, Toleranz, Frieden, Glückseligkeit, glückliche, harmonische Beziehungen zu anderen Menschen.« Sehen Sie sich selbst, Ihr »göttliches Abbild« in diesem Raum: jung, vollkommen gesund, ewig, strahlend, glücklich, vollkommen. Beleuchten Sie den ganzen Raum mit dem Licht, das von Ihrem göttlichen Abbild ausstrahlt. Verwandeln Sie die »Quelle Ihres Daseins«, diesen goldenen Raum, in strahlendes Licht, und hören Sie die Hymne Ihres ewigen Lebens.

Und jetzt verabschieden Sie sich von diesem Raum, und legen Sie den Weg zurück. Und betrachten Sie die Veränderung in allen Räumen, die Sie schon passiert haben.

Schließen Sie das Tor hinter sich zu dem »ewigen Raum Ihres Daseins«, und kommen Sie wieder auf Ihre atomare Ebene. Betrachten Sie, wie der ganze Raum sich verändert hat. Betrachten Sie das strahlende Licht, das hier entstanden ist. Betrachten Sie die Bewohner dieses Raumes, kleine tüchtige Männchen, die jetzt leuchtende, strahlende, lächelnde Gesichter haben und Sie jubelnd empfangen. Sie jubeln Ihnen zu, sie begrüßen Sie freundlich. Der ganze Raum auf der Ebene des Atoms der »führenden Zelle« Ihres Körpers ist voller Licht. Nun suchen Sie nach dem weiteren Tor auf der »Ebene des Moleküls der führenden Zelle« Ihres Herzens. Sie öffnen wieder dieses Tor und gelangen in den Raum, wo Sie schon gewesen sind, auf der Ebene des »führenden Moleküls Ihres Herzens«. Und dieser Raum hat sich auch verwandelt. Ein strahlendes Licht herrscht jetzt in diesem Raum. Die Bewohner dieses Raumes kommen Ihnen entgegen mit strahlenden Gesichtern, kleine, tüchtige, wunderschöne Männchen, sie sind voller Liebe, Dankbarkeit und Frieden. Der ganze Raum ist voller Licht, es erklingt eine wunderschöne Musik, vielleicht Engelsglöckchen? Spüren Sie, empfangen Sie die Dankbarkeit Ihrer treuen Bewohner dafür, dass Sie Ihren Körper jetzt auf allen Ebenen Ihres Daseins auf ewiges Leben umgestellt haben.

Sie gehen weiter und finden das Tor, das Sie auf Ihre höhere, weitere Ebene, die Ebene Ihres Organs, auf die »Ebene Ihres Herzens« führt. Und wieder öffnen Sie dieses Tor und sehen ein neues Bild, einen neuen Raum.

Es klingt auch hier die Hymne Ihres ewigen Daseins, Ihrer ewigen Jugend und ständigen Verjüngung, der vollkommenen Gesundheit. Sie lächeln Ihren treuen Mitarbeitern und Bewohnern zu und gehen weiter zum nächsten Tor, auf die Ebene Ihres Körpers.

Und jetzt sind Sie zurück in Ihrem Körper und fühlen sich in Ihrem Herzen ewig jung, vollkommen gesund nach dem göttlichen Antlitz. Alle Hindernisse, die Ihnen bisher im Weg standen, sind jetzt aufgelöst. Sie sehen zuversichtlich, fröhlich, glücklich Ihrer Zukunft entgegen und freuen sich auf jede Minute, jede Stunde, jeden Tag Ihres ewigen Daseins. Sie spüren neue Energien und die vollkommene Gesundheit in Ihrem Körper.

Sie fühlen Macht und Kraft über die eigene Gesundheit, über das eigene Schicksal, über das eigene Leben.

Sie fühlen bedingungslose Liebe in Ihrem Herzen zu sich selbst, zu allen Menschen und Lebewesen, zu der gesamten göttlichen Schöpfung.

Sie fühlen die Freude des Daseins, Akzeptanz, Toleranz, Frieden, Glückseligkeit. Sie fühlen die unendliche, tiefe Verbundenheit mit allem, was ist, mit jedem Lebewesen, mit jeder Pflanze, mit jedem anderen Menschen und mit Gott.

Danke.

8 Das Ritual des Fixierens

Wir übertragen die durchgeführten Konzentrationen auf die physikalische Realität mit dem Ritual des Fixierens:

»Ich fixiere die Ergebnisse meiner Steuerung auf allen Ebenen der Realität jetzt und für immer. Göttliche Ergebnisse nach der Norm des Schöpfers.

So will ich es, so ist es, so sei es.

Danke von Herzen.«

DANKSAGUNG

Danken möchte ich allen meinen Seminarteilnehmern, die mich beim Schreiben meines Buches unterstützt haben, besonders bei
Margrit und Reinhard Richter,
Amadea S. Linzer,
Yvonne Willi,
Gabi Gottstein,
Alexandra Neubecker,
Bernhard Kohlmann,
Karen Tiedemann,
Peter Ekl,
Rainer Dahlhaus und vielen anderen.

LITERATUREMPFEHLUNGEN

Grigori Grabovoi: »Freude der ewigen Entwicklung«. Hamburg 2012

ders.: »Konzentrationsübungen für 31 Tage: Zur Weiterentwicklung des Bewusstseins, zur Harmonisierung von Ereignissen«. Hamburg 2010

ders.: »Wiederherstellung der Materie des Menschen durch Konzentration auf Zahlen«. Hamburg 2012

ders.: »Zahlen für ein erfolgreiches Business«. Hamburg 2013

Mirsakarim Norbekov: »Meine russische Energiedusche. Übungen zur Aktivierung der eigenen Heilkräfte«. München 2011

Arkady Petrov: »Rette dich«. Hamburg 2013

ders.: »Wer bist du, Mensch?«. Neuss 2013

ders.: »Die Formel des Weltalls. Kosmopsychobiologie«. Hamburg 2013

ders.: »Navigator. Die mentalen assoziativen Technologien«. Neuss 2013

Vitali und Tatiana Tichoplav: »Unser Treffen mit Grabovoi«. Hamburg 2013

Vadim Zeland: »TransSurfing. Die Realität ist steuerbar«. Güllesheim 2006

ders.: »TransSurfing 2. Das Praxisbuch«. Güllesheim 2007

ders.: »TransSurfing 3. Vorwärts in die Vergangenheit«. Güllesheim 2008

ders.: »TransSurfing 4. Die zwei Gesichter der Realität«. Güllesheim 2010
ders.: »TransSurfing 5. Die Realität auf den Kopf gestellt«. Güllesheim 2011
ders.: »TransSurfing – Lenker der Realität«. Güllesheim 2014
ders.: »TransSurfing – Die Steuerung des Bewusstseins«. Güllesheim 2013
ders.: »TransSurfing – Die Steuerung der Wahrnehmung«. Güllesheim 2013
ders.: »TransSurfing – Die Steuerung der Wahrnehmung. Audio-CD«. Güllesheim 2013

QUELLEN

Die Zitate von Grigori Grabovoi wurden entnommen aus:
http://www.quantenintelligenz.at/Zitate.html
Weitere Quellen:
http://vedanta-yoga.de/maya-kraft-des-scheins-das-grose-mysterium/

ANMERKUNGEN

1 http://www.welt.de/print-welt/article160647/Koerperzellen-sind-sieben-bis-zehn-Jahre-alt.html

2 »Frauen, denen nach einem Herzinfarkt das Herz eines männlichen Spenders eingepflanzt worden war, wurden Jahre später nachuntersucht. Die Zellen eines männlichen Spenderherzens sind durch einen XY-Chromosomensatz, ein weibliches Herz hingegen durch einen XX-Chromosomensatz gekennzeichnet. Zum großen Erstaunen der Forscher hatte sich das männliche Spenderherz im Körper der Empfängerin zu einem weiblichen Herzen umgebaut, was an dem veränderten Chromosomensatz unschwer erkennbar war.« Siehe auch:
http://www.profil.at/home/biomedizin-altersfrage-die-anti-aging-medizin-alterungscode-123281

3 Vgl. James Braid: »Observations on Trance or Human Hibernation«. London, Edinburgh 1850

4 http://www.buddhistchannel.tv/index.php?id=3,4434, 0,0,1, 0#.VvVXkcdRHEY
5 Vgl. die Zdf-Dokumentation https://youtu.be/xLaGJZeRl50
6 Vgl. http://tetraktys.de/philosophie-4.html
7 Siehe Grigori Grabovoi, »Konzentrationsübungen für 31 Tage«, Hamburg 2010
8 Frederick Vester, »Denken, Lernen, Vergessen«. München 1998
9 Vgl. https://youtu.be/P0CzhJePocs
10 Ulrich Warnke, »Quantenphilosophie und Wirklichkeit«. München 2013
11 a.a.O.
12 a.a.O.
13 http://www.mindspectra.de/kozyrev/der-kozyrev-spiegel/index.php
14 Arcady Petrov, »Erschaffung der Welt. Rette die Welt in Dir«. Hamburg 2014
15 K. O. Schmidt, »Heilströme und Kraftfelder des Geistes«. Pforzheim 1941
16 »Ein Kurs in Wundern«, USA Foundation for Inner Peace. Gutach i. Br. 1994, S. 4, Nr. 24

ZUM WEITERLESEN

Olga Häusermann / Klaus Jürgen Becker: *Russische Informationsmedizin. Die neun Basis-Techniken und ihre praktische Anwendung.* Goldmann 2014.